JN190176

喀血診療指針
—実践版

日本呼吸器内視鏡学会　編集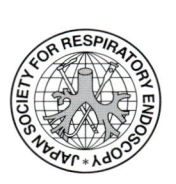

南江堂

喀血診療指針—実践版　序文

　日本呼吸器内視鏡学会を代表し，『喀血診療指針—実践版』の発刊にあたり，ご挨拶申し上げます．

　これまで，喀血を対象としたガイドラインに類するまとまった指針は，国内外を問わず存在しませんでした．そのため，気管支鏡による処置やその他の呼吸器インターベンションの位置づけが定まらず，喀血への対処方法が統一されていない状況が続いていました．このような課題を解決するため，日本呼吸器内視鏡学会では，2020 年当時の理事長・大崎能伸先生の指示のもと，学術委員会に対し喀血ガイドラインの作成が命じられ，「喀血ガイドライン作成ワーキンググループ」が結成されました．その後，川村雅文先生が理事長を務める時期を含めて約 4 年にわたる活動を経て，2024 年に『喀血診療指針』として『気管支学』に掲載されるに至りました．本書は，学術論文として掲載された内容をより実践的に活用できるよう，見やすいレイアウトへの改訂や症例・画像などの追加を行い，実践版として日常診療に役立つ構成となっています．

　本書の作成にあたり，日本 IVR 学会をはじめ，日本呼吸器内視鏡学会員以外の先生方にもご協力いただき，学会の枠を超えた取り組みとなりました．委員の皆様におかれましては，喀血に関するエビデンスが十分に蓄積されていない領域であること，さらには喀血診療の体系化が世界的にも初の試みであったことから，非常に多くのご苦労があったと伺っております．特に，ワーキンググループの発足・活動時期は，新型コロナウイルス感染症（COVID-19）が猛威を振るっていた時期と重なりました．慣れないウェブミーティングの活用から始まり，座長・丹羽崇先生の指揮のもと，各委員の皆様の並々ならぬ努力により，本指針を完成させることができました．ご尽力いただきました作成委員の皆様に心より感謝申し上げます．また，ワーキンググループ活動中に歴任された品川尚文先生・臼田実男先生の両学術委員長には，本学会の学術活動として本書の取りまとめに尽力いただきましたことに深く感謝申し上げます．さらに，本指針の書籍化を提案し，発刊にご尽力いただいた南江堂の米田博史様，河野壮一様をはじめとする出版部の皆様にも厚く御礼申し上げます．

　日本呼吸器内視鏡学会が作成した診療指針を書籍として刊行するのは，本書が初めての試みとなります．本書が学会員のみならず，多くの診療現場において喀血診療の一助となることを心より期待しております．

2025 年 3 月

日本呼吸器内視鏡学会　理事長
浅野　文祐

はじめに

　本書『喀血診療指針―実践版』は，日本呼吸器内視鏡学会 学術委員会，喀血ガイドライン作成ワーキンググループが作成し，2024 年に学会機関誌『気管支学』へ掲載された『喀血診療指針』をもとに編纂されたものです．学術誌上のみならず，より広く活用できる形での書籍化が望まれ，このたび刊行の運びとなりました．

　本書の特徴として，まず実際の喀血症例を提示し，より実践的な理解が深まるよう加筆を行いました．症例の背景や画像データを通じて，各領域のエキスパートがどのように対処したのかを具体的に示しており，読者が臨床の場で応用できるよう構成されています．さらに，喀血の重症度分類をはじめとする重要なコンテンツを「喀血診療　サマリー」として見開き 2 ページに集約しました．これにより，診療の現場で迅速な判断が求められる際に，必要な情報にすぐアクセスできるよう工夫しています．また，本書は全体をカラーで見やすくレイアウトし，視認性と利便性を向上させることで，より実践的な指針として活用しやすい仕上がりとなっています．

　書籍化を通じて，日本呼吸器内視鏡学会員のみならず，幅広い医療従事者に喀血診療指針を知っていただき，日常診療に役立てていただきたいと考えています．また，本書が「喀血を見たらどうするか」という疑問に応えることで，臨床の質を高め，preventable death の減少に寄与することを願っています．さらに，本書を契機として，喀血診療に関するエビデンスの蓄積が進み，領域を超えた議論の広がりにつながることを期待しております．

2025 年 3 月

日本呼吸器内視鏡学会　学術委員会　委員長

臼田　実男

喀血ガイドライン作成ワーキンググループ　座長

丹羽　崇

喀血診療指針　サマリー

喀血の重症度分類

分類	喀血量による定義	備考	入院加療	BAE [※]
重症喀血	200 mL/ 日以上 コップ一杯	または酸素飽和度90%以下	絶対適応	絶対適応
中等症喀血	200 mL/ 日未満, 15 mL/ 日以上	またはティシューで処理できない量	相対適応	相対適応
軽症喀血	15 mL/ 日未満 大匙一杯	ティシューで処理可能	外来レベル	慎重適応

※ BAE：bronchial artery embolization（気管支動脈塞栓術）
(Ishikawa H, et al. Respir Endosc 2023; 1: 28-41 より作成)

喀血の治療アプローチ

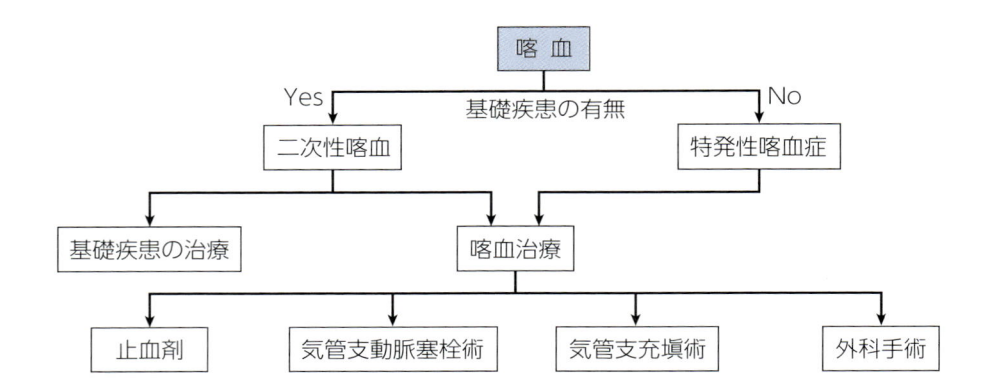

NHO 東京病院における気管支動脈塞栓術（BAE）症例の基礎疾患

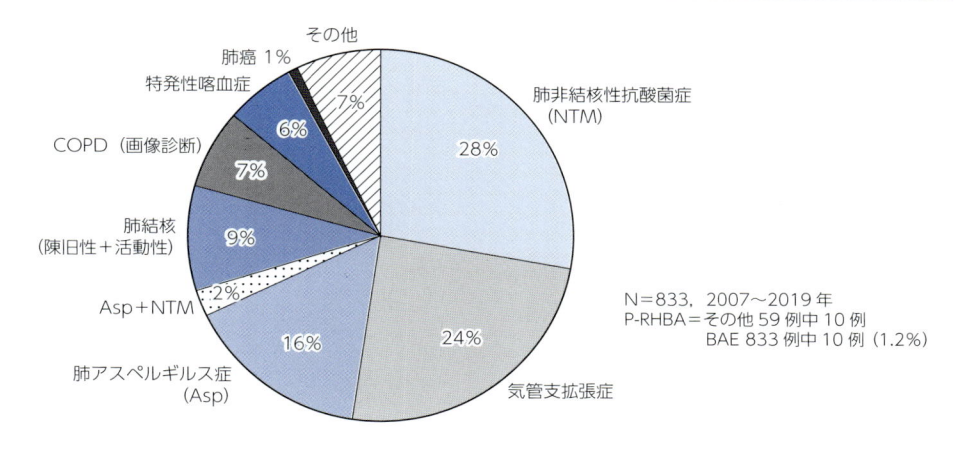

- 肺非結核性抗酸菌症（NTM） 28%
- 気管支拡張症 24%
- 肺アスペルギルス症（Asp） 16%
- Asp＋NTM 2%
- 肺結核（陳旧性＋活動性） 9%
- COPD（画像診断） 7%
- 特発性喀血症 6%
- 肺癌 1%
- その他 7%

N＝833，2007〜2019 年
P-RHBA＝その他 59 例中 10 例
BAE 833 例中 10 例（1.2%）

呼吸器基礎疾患を伴わない喀血の診断アルゴリズム

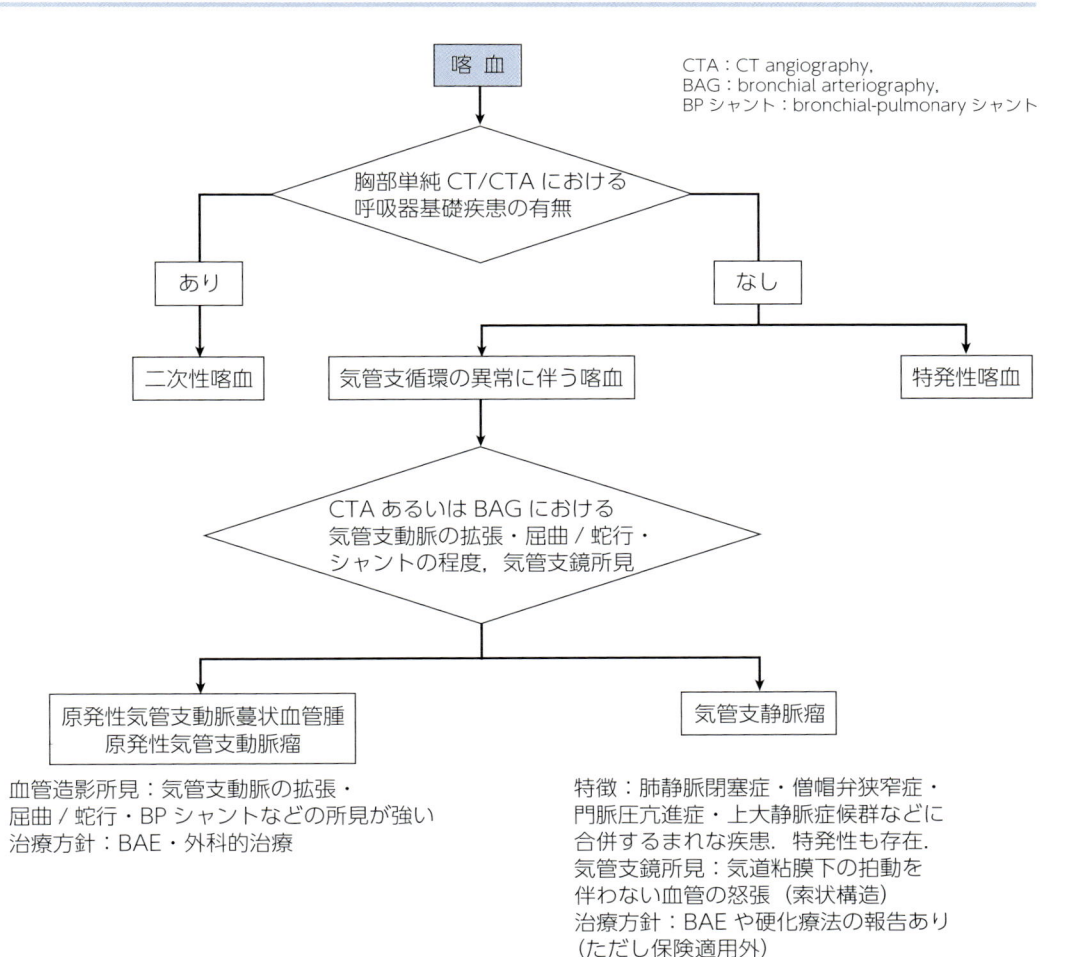

CTA：CT angiography,
BAG：bronchial arteriography,
BP シャント：bronchial-pulmonary シャント

喀 血

胸部単純 CT/CTA における
呼吸器基礎疾患の有無

あり → 二次性喀血

なし

気管支循環の異常に伴う喀血 → 特発性喀血

CTA あるいは BAG における
気管支動脈の拡張・屈曲 / 蛇行・
シャントの程度，気管支鏡所見

原発性気管支動脈蔓状血管腫
原発性気管支動脈瘤

血管造影所見：気管支動脈の拡張・
屈曲 / 蛇行・BP シャントなどの所見が強い
治療方針：BAE・外科的治療

気管支静脈瘤

特徴：肺静脈閉塞症・僧帽弁狭窄症・
門脈圧亢進症・上大静脈症候群などに
合併するまれな疾患．特発性も存在．
気管支鏡所見：気道粘膜下の拍動を
伴わない血管の怒張（索状構造）
治療方針：BAE や硬化療法の報告あり
（ただし保険適用外）

目　次

本指針で用いられている主な略号

BAE ： Bronchial Artery Embolization
COPD ： Chronic Obstructive Pulmonary Disease
COVID-19 ： COronaVirus Infectious Disease, emerged in 2019
CT ： Computed-Tomography
CTA ： Computed-Tomography Angiography
EWS ： Endobronchial Watanabe Spigot
IVR ： Interventional Radiology
NBCA ： N-butyl-2-cyanoacrylate
RCT ： Randomized Control Study

1. 喀血とは

A. 用語の定義

　喀血（hemoptysis）とは気道出血（airway bleeding）である．国際的には出血量にかかわらず hemoptysis という単語でほぼ統一されている[1]が，日本では血痰（hemosputum）という単語も併用されており，量（3mL 以下など）や性状（喀痰状なら血痰，液体なら小喀血など）によって使い分けられている．しかし，PubMed で検索する限り国外では hemosputum はほぼ使用されておらず，そのほかには blood-streaked sputum という単語がごく少数使用されているのみである．

　以上より，学術用語として喀血（hemoptysis）を主に用いることが相応しいと考えられる．

文献
1) 西原　昂，石川秀雄．特集 呼吸器救急と呼吸器管理—呼吸器急性疾患—各論「喀血」．呼吸器ジャーナル 2021; **69**: 548-555

B. 重症度と治療アプローチ

1. われわれの提案

重症度について表1，治療アプローチについて図1にまとめ，以下詳細について解説する．

表1　喀血の重症度分類

分類	喀血量による定義	備考	入院加療	BAE[※]
重症喀血	200 mL/ 日以上 コップ一杯	または酸素飽和度90％以下	絶対適応	絶対適応
中等症喀血	200 mL/ 日未満，15 mL/ 日以上	またはティシューで処理できない量	相対適応	相対適応
軽症喀血	15 mL/ 日未満 大匙一杯	ティシューで処理可能	外来レベル	慎重適応

※ BAE：bronchial artery embolization（気管支動脈塞栓術）
(Ishikawa H, et al. Respir Endosc 2023; 1: 28-41 [8]) より作成）

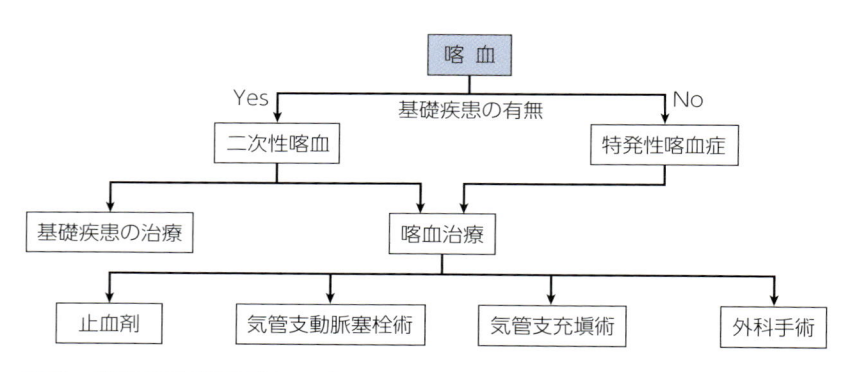

図1　喀血の治療アプローチ

2. 解説

重症度分類について

喀血の重症度は統一された基準がなく，論文ごとに定義が異なる．そのなかで，2020 年以前に発表済みの 2 つの放射線科関連学会の画像を主体としたガイドラインと 2022 年 4 月に発表された欧州心血管 IVR 学会（CIRSE）の気管支動脈塞栓術（bronchial artery embolization：BAE）ガイドライン，および Panda らのシステマティックレビューの記述を以下にまとめ，これに対するわれわれの評価を述べる．

a) ACR Appropriateness Criteria

米国放射線学会（ACR）による画像を中心とした喀血のガイドライン ACR Appropriateness Criteria 2020 [1] では，喀血の分類は mild，moderate，severe という 3 分類から，massive と non-massive の 2 分類とすることへのコンセンサスが得られてきているとし，死の危険がある喀血として定義される massive hemoptysis は，1 日喀血量 100 mL 以上という低めの提案もみられることを報告している [2]．一方で，この分類における喀血量の閾値を定量的に評価することは困難であり，体外に喀出されたものは出血量の一部に過ぎず，気道内に残存している出血量との比率は一定しないこと，窒息が喀血死の主体であるが死亡リスクの閾値は併存心肺疾患などにも依存すること，喀血死の死亡率は出血量よりも出血頻度に依存するという報告がある，などの理由から，massive hemoptysis の数値的定義を断念し，「窒息死または出血死（出血性ショック死）の危機にさらす喀血」と定義している．

b) 2018 Korean Clinical Imaging Guideline for Hemoptysis

韓国放射線学会の画像を中心としたガイドライン 2018 [3] では，minor（＜30 mL/24hours），moderate（30〜400 mL/24hours），massive hemoptysis（＞400 mL/24hours）と 3 分類し，その設定根拠には言及しておらず，文献によって異なることを指摘している．

c) CIRSE Standards of Practice on Bronchial Artery Embolization 2022

CIRSE による BAE のガイドラインである [4]．喀血重症度については，生命を脅かす量として報告されたなかで最低値である 100mL/日を重症喀血のカットオフ値に採用し，以下と定義している．
- ○軽症喀血：100 mL/日または 50 mL/回未満
- ○中等症喀血：100〜300 mL/日（ほぼコップ一杯）
- ○重症喀血：100 mL/日以上，または酸素飽和度 60%未満で気管挿管や人工呼吸器装着を要する状態，または血行動態的に不安定な状態

d) Bronchial artery embolization in hemoptysis: a systematic review

2022 年 4 月時点で唯一の喀血領域のシステマティックレビュー（2017）[5] では，喀血は広く mild，moderate，severe と分類されているが，major，massive や life-threatening などの表現も散見される，としている．疾患によっては少量の喀血でも窒息することがあると記載した論文もあることに言及している [6]．そのうえで，同レビュー内では種々の論文に基づいて，次のように定義している．
- ○mild hemoptysis：「＜100 mL/日」or「＜50 mL/episode」
- ○moderate hemoptysis：「100〜300 mL/日」or「＞100 mL/日×3 回/週」
- ○severe/massive/life-threatening hemoptysis：「＞300 mL/日」or「Hb 低下（＞1 g/dL）」or「Ht 低下（＞5%）」or「呼吸不全（$SPaO_2$＜60%）」or「低血圧（収縮期圧＜90 mmHg）」

e) 上記に対するわれわれの評価

以上のように重症度にかかわる喀血量の取り扱いには統一性がないのが現状である．しかし，「死亡リスクの高い喀血の拾い上げとそれに基づく方針決定」という重症度分類の役割を果たすためには，重症度を分類するための喀血量について一定の基準がないと，今後の喀血関連の臨

床研究や国際的標準化にも支障をきたすと考えられる．したがって，喀血量は臨床的に評価することが困難であるがゆえに死亡リスクと相関しないという可能性を念頭に置いたうえで，あえて具体的数値の設定を行うのが望ましいと考えられる．

f）われわれの提案の根拠

ACR Appropriateness Criteria 2020 にあるとおり[1]，死亡にかかわる重要な数値は喀出量ではなく気管内に残存する血液量であるということを理解することが重要である．実臨床においても，大量喀血をした直後の CT で一切吸い込み像がみられず100％喀出したと思われる症例もあれば，対照的に一切喀血をせずに突然窒息し，気管支鏡や気管内吸引で気道内出血が確認される場合もある．しかし，前述のとおりに具体的数値の設定が必要であると判断し，われわれは2023 年の Ishikawa らの試案[7]をベースに再検討し提案した．

まず喀血量の定義については，患者にとってもイメージがわきやすいという意味で，コップ一杯，おちょこ一杯，大匙一杯などの表現（英語圏でも teaspoonful（小匙一杯程度），table-spoonful（大匙一杯程度）という表現が散見される）を採用し，軽症喀血は大匙一杯，中等症はこれを超える量が喀出される場合とした．なお，軽症と中等症の閾値については安全に外来観察ができるということをできるだけ確実に保証するために低めの値を設定している．

重症との鑑別については，成人の気管支内腔容積が概ね 150 mL とされていること[8,9]，日本のDPC 研究で，200 mL 以上の喀血を呈する喀血入院患者の院内死亡率がおよそ 10％にも及ぶことが示された[10]ことを勘案し，死亡リスクスクリーニングの閾値として 200 mL を選択し，相対的入院適応となる中等量と重症とに分類した．

以上で最終的に軽症と合わせて 3 分類とした．今後は統一基準が国際的に必要であると考えられ，その国際的イニシアチブと波及は，原著論文や総説では難しく，ガイドラインなどによる踏み込んだ提唱が最も効果的であろうと思われる．

3．治療アプローチについて

喀血の分類には一定した見解がないのが現状である．そこでわれわれは，基礎疾患の有無によって特発性喀血と続発性喀血とに分類し，図 1 のとおりのフローチャートに沿って診療を進めることを提案した．

なお，この喀血の分類に使用した基礎疾患がないという定義を，CT/CT angiography（CTA）のみでよしとするか，気管支鏡を含むかについてはいまだコンセンサスはなく，今後の検討課題である．

文献

1) Olsen KM, Manouchehr-pour S, Donnelly EF, et al. ACR Appropriateness Criteria® Hemoptysis. J Am Coll Radiol 2020; **17**: S148-S159
2) Ibarahim WH. Massive hemoptysis: the definition should be revised. Eur Respir J 2008; **32**: 1131-1132
3) Kang MJ, Kim JH, Kim YK, et al. 2018 Korean clinical imaging guideline for hemoptysis. Korean J Radiol 2018; **19**: 866-871
4) Kettenbach J, Ittrich H, Gaubert JY, et al. CIRSE Standards of Practice on Bronchial Artery Embolisation. Cardiovasc Intervent Radiol 2022; **45**: 721-732
5) Panda A, Bhalla AS, Goyal A, et al. Bronchial artery embolization in hemoptysis: A systematic review. Diagnostic Interv Radiol 2017; **23**: 307-317

6） Anuradha C, Shyamkumar NK, Vinu M, et al. Outcomes of bronchial artery embolization for life-threatening hemoptysis due to tuberculosis and posttuberculosis sequelae. Diagnostic Interv Radiol 2012; **18**: 96-101

7） Ishikawa H, Yamaguchi Y, Nishihara T, et al. A Technical Manual of Bronchial Artery Embolization by Coil for Pulmonologists: An Expert's Opinion. Respir Endosc 2023; **1**: 28-41

8） Fartoukh M, Demoule A, Sanchez O, et al. Randomised trial of first-line bronchial artery embolisation for non-severe haemoptysis of mild abundance. BMJ Open Respir Res 2021; **8**: e000949

9） Davidson K, Shojaee S. Managing Massive Hemoptysis. Chest 2020; **157**: 77-88

10） Kinoshita T, Ohbe H, Matsui H, et al. Effect of tranexamic acid on mortality in patients with haemoptysis: A nationwide study. Crit Care 2019; **23**: 347

2. 喀血の疫学

　日本では年間数万人程度が喀血で入院している[1~3]．フランスの保険診療データベースによるとフランスでは年間2万人程度で，全入院患者の2%を占めていた[4]．その院内死亡率は，日本・フランスとも10%程度と高い[1~4]．なお，気管支動脈塞栓術（bronchial artery embolization：BAE）は日本では喀血入院患者の4%[1] または8%[3]，フランスでは2.4%[3]，米国では2.1%[5]（米国文献のみ対象患者は気管支拡張症による喀血のみ）にしか実施されておらず，その他の治療介入方法については明確な報告が見当たらなかった．

　喀血の基礎疾患としては，日本の保険診療データベースによる喀血8,653例を対象とした研究[3]では特発性35%，気管支拡張症（cystic fibrosis 含む）28%，呼吸器感染症23%，肺アスペルギルス症12%，肺癌11%，結核7%であり，また日本の489例を対象とした単施設後ろ向き観察研究[6] では気管支拡張症34%，非結核性抗酸菌症24%，特発性喀血症18%，肺アスペルギルス症13%，肺結核後遺症7%であった．

文献

1) Kinoshita T, Ohbe H, Matsui H, et al. Effect of tranexamic acid on mortality in patients with haemoptysis: A nationwide study. Crit Care 2019; **23**: 1-10
2) Ando T, Kawashima M, Jo T, et al. Early arterial embolization and mortality in mechanically ventilated patients with hemoptysis: A nationwide retrospective cohort study. Crit Care Med 2020; **48**: 1480-1486
3) Ishikawa H, Ohbe H, Omachi N, et al. Spinal Cord Infarction after Bronchial Artery Embolization for Hemoptysis: A Nationwide Observational Study in Japan. Radiology 2021; **298**: 673-679
4) Abdulmalak C, Cottenet J, Beltramo G, et al. Haemoptysis in adults: A 5-year study using the French nationwide hospital administrative database. Eur Respir J 2015; **23**: 503-511
5) Lim RK, Tremblay A, Lu S, et al. Evaluating hemoptysis hospitalizations among patients with bronchiectasis in the United States: a population-based cohort study. BMC Pulm Med 2021; **21**: 1-8
6) Ishikawa H, Hara M, Ryuge M, et al. Efficacy and safety of super selective bronchial artery coil embolisation for haemoptysis: A single-centre retrospective observational study. BMJ Open 2017; **7**: e014805

3. 喀血の基礎疾患

A. 特発性喀血症

1. 概念

特発性喀血症は，気管支鏡検査や CT で精査をしても喀血の原因がわからない喀血，と定義されている[1]．CT angiography（CTA）で指摘可能な血管系の異常は特発性喀血症から除外される．

2. 疫学

喀血を契機に入院された患者のデータベース研究において特発性喀血症と診断された割合は，日本では年間 1 万～2 万人の喀血患者のうち 30％強[2~4] である．フランスでは年間 15,000 人の喀血入院患者のうち約 50％である[5]．一方で，血管内塞栓術を施行された患者のうち特発性喀血症は 1.0～18％と報告されている[6,7]．喀血入院患者のデータにおいて特発性喀血症の割合は高いが，喀血をきたす原疾患に対する検討をどこまで行ったかが影響するため，実際の割合より高いデータとなっている可能性がある．

3. 病態生理

特発性喀血症患者に血管造影を施行すると，血管増生，systemic-pulmonary shunt，気管支内腔への造影剤漏出，微細気管支動脈瘤などの所見が認めることがある[8~10]．よって，CTA では指摘できない血管異常が特発性喀血症の病態と考えられる．異常血管が発達する原因のひとつとして，喫煙による気道の慢性炎症[8,11] があげられる．

4. 診断アルゴリズム（次項図 2 参照）

胸部単純 X 線，単純 CT で背景肺疾患の有無や出血部位の確認をする．また，口腔・鼻咽喉頭・消化管領域の出血でないことを合わせて評価する．続いて CTA を行い，気管支循環・肺循環の血管異常の有無を確認する．その後，血管造影で異常血管の有無を評価する．具体的には血管増生，systemic-pulmonary shunt，気管支内腔への造影剤漏出などを評価する[12]．特発性喀血症では，CTA や気管支動脈造影で気管支動脈の有意な拡張を認めないことがしばしばあるため[8]，血管径のみでは十分な評価ではない．

気管支鏡検査施行時期は患者の状態を踏まえ決定する．気管支鏡検査では，気管支内腔所見で上皮下血管の異常が捉えられ，気管支 Dieulafoy disease と診断できる場合もある[1,13,14] が，前

述したように気管支鏡検査で異常が指摘された場合は特発性喀血症から除外される.

5. 内科的治療

疾患特異的な内科治療の存在はなく，個々の症例で判断する．喫煙者では禁煙が必須と考えられる.

6. 予後

特発性喀血症患者の生命予後に関しては現時点で少数の報告があるのみであるが，治療介入した場合の予後は比較的良好である[7].

原因不明の喀血後の経過で6%の患者に肺癌が発症したという報告がある[15]．特発性喀血症患者は喫煙者が多いため，喫煙者で多い他疾患の発病にも注意する必要がある.

7. 喀血に関する臨床情報

喀血量は軽度から重度と様々である[8].

特発性喀血症に対し血管内塞栓術を施行した患者の喀血制御率は90%以上と高い[7〜9].

文献

1) Cordovilla R, Bollo de Miguel E, Nuñez Ares A, et al. Diagnosis and Treatment of Hemoptysis. Arch Bronconeumol 2016; **52**: 368-377
2) Kinoshita T, Ohbe H, Matsui H, et al. Effect of tranexamic acid on mortality in patients with haemoptysis: a nationwide study. Crit Care 2019; **23**: 347
3) Ando T, Kawashima M, Jo T, et al. Early Arterial Embolization and Mortality in Mechanically Ventilated Patients With Hemoptysis: A Nationwide Retrospective Cohort Study. Crit Care Med 2020; **48**: 1480-1486
4) Ishikawa H, Ohbe H, Omachi N, et al. Spinal Cord Infarction after Bronchial Artery Embolization for Hemoptysis: A Nationwide Observational Study in Japan. Radiology 2021; **298**: 673-679
5) Abdulmalak C, Cottenet J, Beltramo G, et al. Haemoptysis in adults: a 5-year study using the French nationwide hospital administrative database. Eur Respir J 2015; **46**: 503-511
6) Panda A, Bhalla AS, Goyal A. Bronchial artery embolization in hemoptysis: a systematic review. Diagn Interv Radiol 2017; **23**: 307-317
7) Ishikawa H, Hara M, Ryuge M, et al. Efficacy and safety of super selective bronchial artery coil embolisation for haemoptysis: a single-centre retrospective observational study. BMJ Open 2017; **7**: e014805
8) Ando T, Kawashima M, Masuda K, et al. Clinical and Angiographic Characteristics of 35 Patients With Cryptogenic Hemoptysis. Chest 2017; **152**: 1008-1014
9) Lee H, Yoon CJ, Seong NJ, et al. Cryptogenic Hemoptysis: Effectiveness of Bronchial Artery Embolization Using N-Butyl Cyanoacrylate. J Vasc Interv Radiol 2017; **28**: 1161-1166
10) Kervancioglu S, Bayram N, Gelebek Yilmaz F, et al. Radiological findings and outcomes of bronchial artery embolization in cryptogenic hemoptysis. J Korean Med Sci 2015; **30**: 591-597
11) Menchini L, Remy-Jardin M, Faivre JB, et al. Cryptogenic haemoptysis in smokers: angiography and results of embolisation in 35 patients. Eur Respir J 2009; **34**: 1031-1039
12) Pramanik B. Hemoptysis with diagnostic dilemma. Expert Rev Respir Med 2013; **7**: 91-97
13) Qian X, Du Q, Wei N, et al. Bronchial Dieulafoy's disease: a retrospective analysis of 73 cases. BMC Pulm Med 2019; **19**: 104
14) Xia XD, Ye LP, Zhang WX, et al. Massive cryptogenic hemoptysis undergoing pulmonary resection: clinical and pathological characteristics and management. Int J Clin Exp Med 2015; **8**: 18130-18136
15) Herth F, Ernst A, Becker HD. Long-term outcome and lung cancer incidence in patients with hemoptysis of unknown origin. Chest 2001; **120**: 1592-1594

B. 気管支循環の異常

1. 概念

　気管支循環は，肺外気管支循環（気管支動脈→気管支静脈→奇静脈→上大静脈→右心房）と肺内気管支循環（気管支動脈→気管支静脈→肺静脈→左心房）に分けられる．さらに気管支動脈–肺動脈の間には前毛細管性吻合が存在するが，生理的な状態では血流は乏しい．気管支循環あるいは肺循環の障害が生じた病的状態では，sperrarterien（遮蔽動脈）と呼ばれる普段遮断されている吻合部位が圧較差により開存し，気管支循環と肺循環が相補的に作用するといわれている[1,2]．気管支循環における喀血の原因となる解剖学的部位として，気管支動脈，気管支静脈，奇静脈，上大静脈，肺動脈，肺静脈および気管支動脈–肺動脈間の前毛細管性吻合があげられる．本項目では，喀血の原因となる解剖学的部位として気管支動脈ならびに気管支静脈を取り上げる．

　喀血の原因となる気管支動脈の異常として，気管支動脈蔓状血管腫（racemose hemangioma of the bronchial artery：RHBA）ならびに気管支動脈瘤（bronchial artery aneurysm：BAA）が代表的疾患としてあげられる．RHBA は，原発性ならびに続発性に分けられる．原発性気管支動脈蔓状血管腫（primary racemose hemangioma of the bronchial artery：P-RHBA）は，気管支，肺病変を伴わず気管支動脈の著明な拡張・屈曲・蛇行などの変化を認め，しばしば肺・静脈との異常吻合をきたす疾患で，先天的な気管支動脈の形成異常が原因とされる[3]．日本では P-RHBA として報告されることが多いが，海外では気管支動脈–肺動・静脈シャントが病態の本体と捉えられており，systemic artery-pulmonary circulation shunts，bronchial artery-pulmonary artery fistula，systemic pulmonary anastomosis，bronchial artery-pulmonary artery malformation などと報告されることが多い．肺アスペルギルス症あるいは肺非結核性抗酸菌症などの慢性難治性呼吸器感染症や気管支拡張症といった呼吸器疾患を有する患者で P-RHBA 様の気管支動脈病変を認める場合，続発性（二次性）気管支動脈蔓状血管腫（secondary racemose hemangioma of the bronchial artery：S-RHBA）と呼ばれる．BAA は真性動脈瘤であり，存在部位別に縦隔型 intramediastinal aneurysm と肺内型 intrapulmonary aneurysm に分類される．RHBA と BAA は同時に認められる場合もある．

　喀血の原因となる気管支静脈の異常として，気管支静脈瘤（bronchial varices：BV）がまれな疾患として症例報告されている．

2. 疫学

　P-RHBA に関して，気管支動脈造影実施例における発見頻度の報告は皆無である．図 1 のごとく，NHO 東京病院の 2007〜2019 年の気管支動脈塞栓術（bronchial artery embolization：BAE）実施例中 1.2%（10 例/833 例）であった[4]．

　BAA に関して，気管支動脈造影実施例における発見頻度は，渡辺ら[5] 0.63%（2 例/313 例），平野ら[6] 0.74%（2 例/272 例），大町ら[7] 3.9%（20 例/508 例）と報告されている．

　BV に関しては，極めてまれな疾患であり，症例報告のみであることから，喀血患者における

3. 喀血の基礎疾患

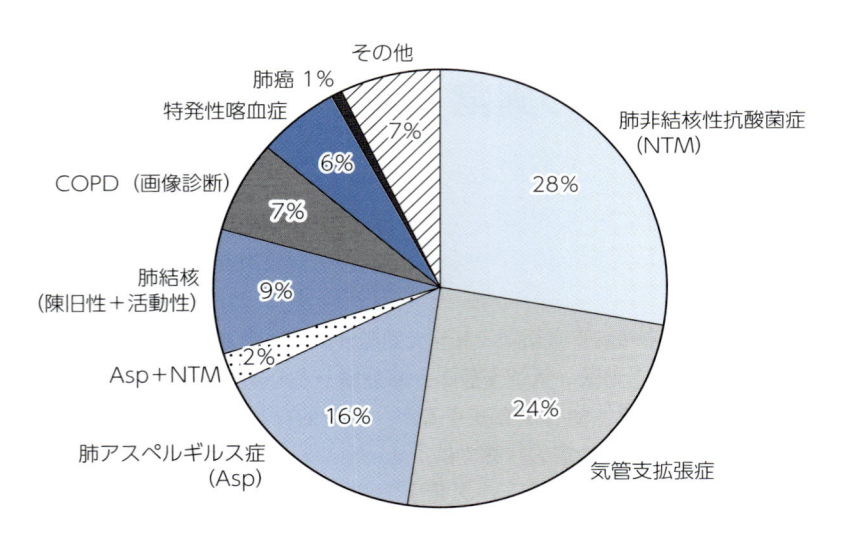

図 1　NHO 東京病院における気管支動脈塞栓術（BAE）症例の基礎疾患
N＝833，2007～2019 年
P-RHBA＝その他 59 例中 10 例
　　　　BAE 833 例中 10 例（1.2%）

気管支鏡や血管造影などでの発見頻度は不明である．

3.　病態生理

　P-RHBA の成因は，先天的な気管支動脈の形成異常と気管支動脈–肺動脈間の前毛細管性吻合の血管増生に伴い，喀血にいたると推察されるが，表現型にいたる genetic な異常の有無については十分検討されているとはいえない．S-RHBA の成因に関しては，呼吸器基礎疾患の持続的炎症に伴い気管支動脈末梢の血管新生と気管支動脈–肺動脈シャントの血流量増加をきたし，脆弱な血管が豊富な気管支拡張や空洞などの構造破壊病変において出血し，喀血にいたると推察される．

　BAA の成因は明らかでない．破裂や切迫破裂に伴う症状として縦隔型では血胸や縦隔血腫に伴う胸痛・ショック，食道への穿破による吐血，上大静脈症候群など，肺内型では喀血で発症する．症例報告は破裂に伴う有症状例や呼吸器基礎疾患合併例が多いが，無症状かつ健診や他疾患精査時の胸部異常陰影で発見される場合も見受けられる．

　BV の成因として，①僧帽弁狭窄に続発するもの，②肺静脈閉塞症あるいは狭窄症に続発するもの，③門脈圧亢進に続発するもの，および④特発性の 4 つの機序が報告されている[8,9]．気道の静脈瘤の血管内圧亢進に伴い喀血をきたす．

4.　診断アルゴリズム（図 2）

　呼吸器基礎疾患を持たない患者において喀血を認めた場合，P-RHBA，BAA といった気管支動脈の異常の可能性があり，CT angiography（CTA）ならびに気管支鏡検査の実施を検討する．一方，肺アスペルギルス症や肺非結核性抗酸菌症などの慢性難治性呼吸器感染症や気管支拡張症に伴う喀血では，S-RHBA の可能性も念頭に置き，喀血の重症度や反復の有無を考慮のうえ，

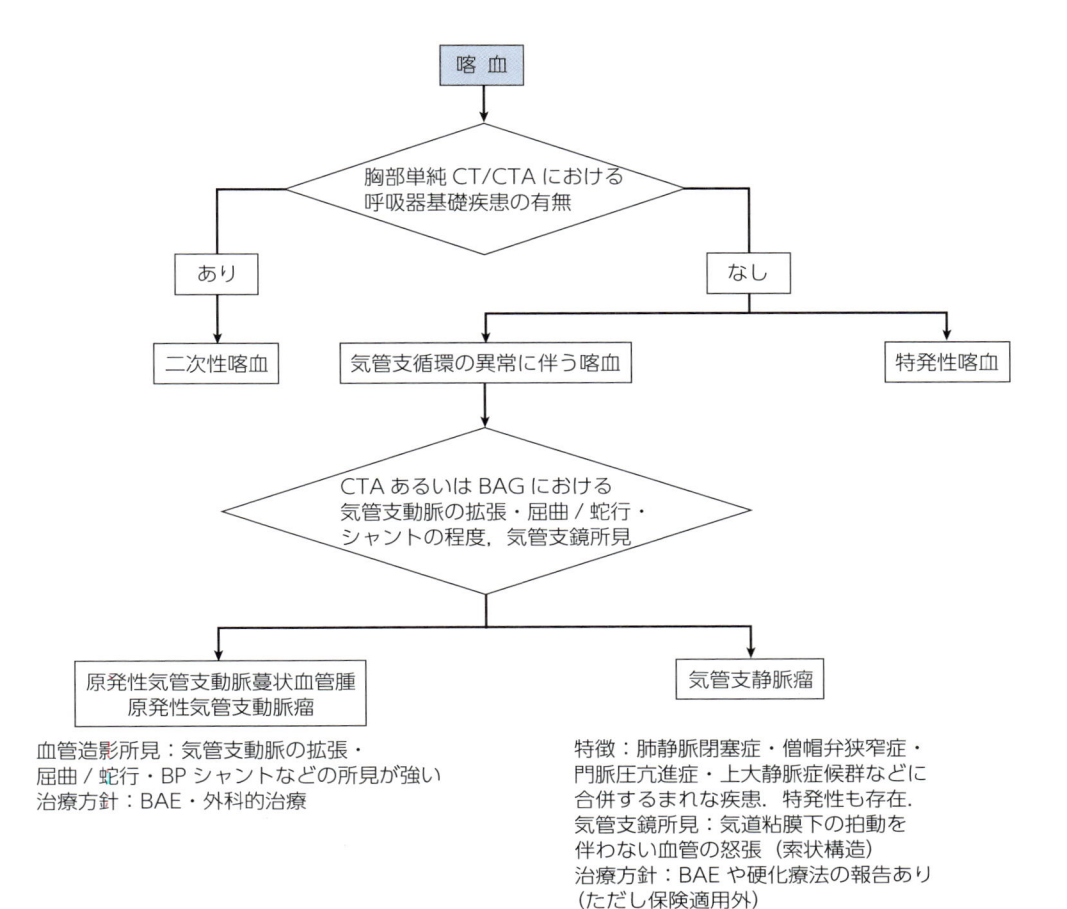

図 2　呼吸器基礎疾患を伴わない喀血の診断アルゴリズム
CTA：CT angiography，BAG：bronchial arteriography，BP シャント：bronchial-pulmonary シャント

CTA の実施を検討する．僧帽弁狭窄症や門脈圧亢進症の患者における喀血において CT などの胸部画像検査などで呼吸器基礎疾患を認めない場合，BV の可能性も念頭に置き，気管支鏡検査・CTA の実施を検討する．また，小児（乳幼児を含む）の喀血で胸部画像検査などにより呼吸器基礎疾患を認めない場合，一側肺動脈閉塞症あるいは狭窄症による BV の可能性を念頭に置く．

5. 内科的治療

　気管支動静脈の異常において，疾患特異的な内科治療は存在しない．P-RHBA，BAA では，血管内治療あるいは外科的治療（気管支動脈結紮術・外科的肺切除［肺内型 BAA］）が優先される．S-RHBA においては，呼吸器基礎疾患の薬物治療とともに，血管内治療あるいは外科的治療（気管支動脈結紮術・外科的肺切除術［呼吸器基礎疾患の根治性を考慮のうえ］）の実施を検討

する．BV においては，僧帽弁狭窄症や門脈圧亢進症の基礎疾患に対する治療的介入を優先する．そのうえで喀血の制御が困難な場合には硬化療法（気管支鏡下 [10] あるいは血管造影下 [11]）が検討されるが，日本ではいずれも保険適用外であり，これらの治療の実施には各医療機関で倫理委員会に諮るなど適切な対応が必要である．

6. 気管支循環の異常と喀血（予後の観点から）

RHBA，BAA，BV いずれも喀血が発見の契機となる病態であり，その概念や病態からは喀血時に止血困難であることが予想される．いずれの疾患もまれな病態であり，症例報告あるいは症例集積研究のエビデンスしかなく，さらに出版バイアス（喀血死した症例は報告されにくい）もあり，喀血した場合の予後の推定は困難である．小喀血や胸部異常陰影などで RHBA や BAA が発見された場合には，血管内治療を主に積極的介入を検討することが重要である．

7. 症例 （図 3〜5）

気腫性病変のみを認め，喀血の原因となる呼吸器基礎疾患を認めない反復性喀血症例（自験例）
患者背景：64 歳男性・喫煙歴あり・24 年前に喀血にて気管支鏡検査を行うも異常所見なし．その後も年 1 回程度の喀血が出現．呼吸困難を伴う持続性の流動血痰で当科を受診．

特発性喀血が疑われたが，CTA では両側気管支動脈の著明な拡張と屈曲蛇行，一部動脈瘤状変化も認め，P-RHBA と診断した．CTA の 3D 再構成像は，選択的気管支動脈造影と瓜二つであり，BAE 術前血管マッピングとしての CTA の精度の高さが窺える．誌面の関係で提示しないが，triple coaxial system を用い，可及的末梢でコイル塞栓術を実施．塞栓術後，流動血痰は停止し退院．二期的に左 RHBA も塞栓をし，BAE 後 5 年を経過したが再喀血は認めない．

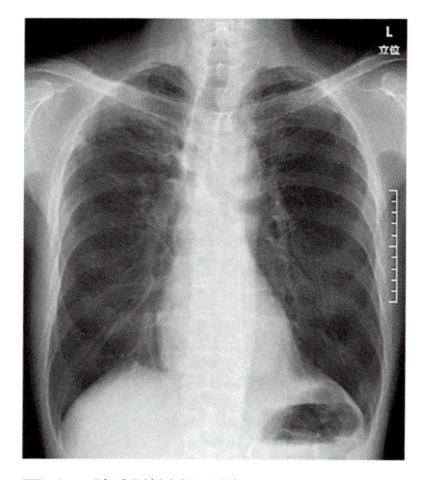

図 3　胸部単純 X 線
　右肺尖部の透過性低下と他肺野の透過性亢進を認める．
　（川島正裕ほか．呼吸器内科 2024; 45: 611-616 より許諾を得て転載）

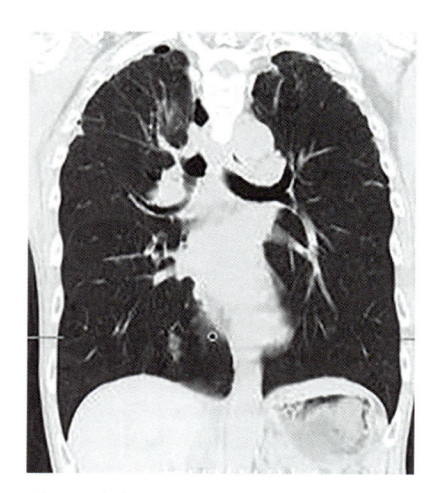

図 4　胸部 CT．肺野条件　前額断
　右上葉のすりガラス影と両肺の気腫性変化あり．
　（川島正裕ほか．呼吸器内科 2024; 45: 611-616 より許諾を得て転載）

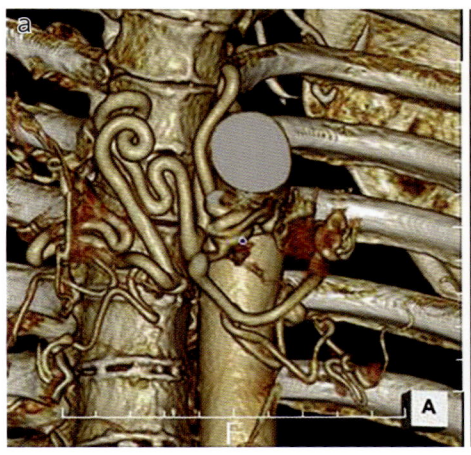
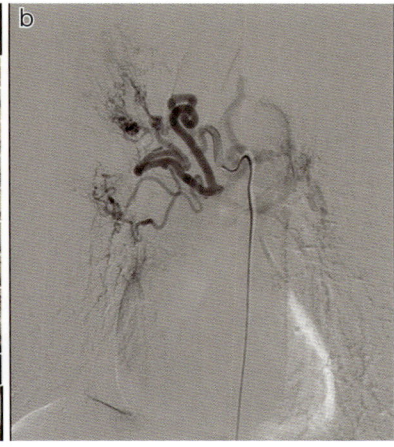

図5 CT angiography（CTA）と選択的気管支動脈造影
a：CTA. 気管支動脈 3D 再構成
b：選択的気管支動脈造影
（川島正裕ほか. 呼吸器内科 2024; 45: 611-616 より許諾を得て転載）

文献

1) 橋詰寿律，菊地敬一，小林紘一ほか. 第19回日本気管支学会総会：シンポジウム2 気管支循環からみた気管支の形態と機能—特に気管支循環と肺循環系の関連について. 気管支学 1996; **18**: 808-811

2) 廣瀬康子. 気管支・肺動脈吻合のあり方について. 東女医大誌 1965; **85**: 111-131

3) Cain H, Spanel K. Aetiologie und Morphogenese des sogenannten Bronchusarterioms [Etiology and morphogenesis of the socalled bronchial arterioma (author's transl)]. Klin Wochenschr 1980; **58**: 347-357

4) 川島正裕，益田公彦，武田啓太ほか. 原発性気管支動脈蔓状血管腫に伴う喀血に対する治療介入と予後. 日本呼吸器学会誌 2020; **9**（増刊号）: 130

5) 渡辺定雄，宮川隆美，樽沢信子ほか. 気管支動脈瘤の2例. 青県病誌 1987; **32**: 106-110

6) 平野長熙，前田宏文. 気管支動脈瘤の2例. 日医放会誌 1976; **36**: 82

7) Omachi N, Ishikawa H, Nishihara T, et al. Bronchial Artery Aneurysm: Prevalence, Clinical Characteristics, and Long-Term Prognosis Following Bronchial Artery Embolization. J Vasc Interv Radiol 2021 Nov 6: S1051-0443(21)01469-X. doi: 10.1016/j.jvir.2021.10.029

8) Tomita Y, Shima Y, Araki Y, et al. A case of idiopathic bronchial varices presenting with a long history of bloody sputum and hemoptysis. J Jpn Soc Respir Endoscopy 2014; **36**: 471-474

9) Cao M, Cai H, Ding J, et al. Bronchial Varices in Congenital Unilateral Pulmonary Vein Atresia. Am J Respir Crit Care Med 2013; **187**: 1267-1268

10) Medrek SK, Kular HS, Lazarus DR, et al. Use of Sclerotherapy for the Treatment of Massive Hemoptysis due to a Bleeding Bronchial Varix. Ann Am Thorac Soc 2017; **14**: 1221-1223

11) Sakaguchi T, Takashiba Y, Nishii Y, et al. A Case of Hemoptysis Due to Bronchial Varices Treated with Variceal Sclerotherapy. Am J Respir Crit Care Med 2020; **202**: e3-e4

C. 肺アスペルギルス症

　肺アスペルギルス症はアスペルギルス属による呼吸器疾患である．

　病型は侵襲性肺アスペルギルス症（invasive pulmonary aspergillosis：IPA），慢性肺アスペルギルス症（chronic pulmonary aspergillosis：CPA）およびアレルギー性気管支肺アスペルギルス症（allergic bronchopulmonary aspergillosis：ABPA）に大別される[1~3]．

　IPA と CPA はアスペルギルス属による肺感染症であり，ABPA はアスペルギルス属によるアレルギー反応主体の疾患である．主な原因菌種は *Aspergillus fumigatus* であり，non-*fumigatus Aspergillus* の場合の代表菌種は *A. flavus*，*A. niger*，*A. terreus*，*A. nidulans* である[4]．

　ABPA による喀血は，気管支拡張症としての側面があること，文献が限られることから本項では割愛する．

1 慢性肺アスペルギルス症（CPA）

1. 概念

　慢性肺アスペルギルス症（chronic pulmonary aspergillosis：CPA）は，1 ヵ月以上の経過で咳嗽，喀痰，発熱などの症状を伴い，画像所見も増悪するアスペルギルス属による呼吸器感染症である．CPA 患者は陳旧性肺結核，肺非結核性抗酸菌症，気管支拡張症，chronic obstructive pulmonary disease（COPD），間質性肺炎など何らかの既存の肺疾患を有する．

　CPA は単純性肺アスペルギローマ（simple pulmonary aspergilloma：SPA）と慢性進行性肺アスペルギルス症（chronic progressive pulmonary aspergillosis：CPPA）に分けられる[1]．

2. 疫学

　全世界で CPA 患者数は約 300 万人と推定され，そのうち 120 万人が結核先行であるとされる[5]．日本における CPA の有病率のデータはない．

3. 病態生理

　アスペルギルス属は環境真菌であり空気中に浮遊し，われわれは日々吸入している．吸入されたアスペルギルス属は正常な気管支肺組織の免疫によって排除される[4,6]．しかし局所免疫が傷害された気管支〜肺組織にはアスペルギルス属が定着しうる．定着したアスペルギルス属が増殖し，周囲の組織に侵入した場合は組織破壊をきたす[4,6]．

4. 診断アルゴリズム

　①既存の肺疾患を有する患者背景，②1ヵ月以上持続する喀痰，咳嗽などの呼吸器症状や発熱や倦怠感，体重減少などの全身症状，③空洞影，空洞周囲の浸潤影，菌球などの画像所見，から CPA が疑われる．

　呼吸器検体の真菌培養検査，血清学的検査（β-D グルカン，アスペルギルスガラクトマンナン（GM）抗原，アスペルギルス抗体），気管支肺胞洗浄液の GM 抗原や病理学的検査（細胞診，組織診）の結果から CPA と診断する[1~3]．血清診断や病理組織学的診断から臨床診断となり，臨床診断に加えて培養陽性であれば確定診断となる[1~3]．

　培養検査の感度は 15~50％台と低い[7]．感度が高い検査としてアスペルギルス抗体検査があげられ，その感度は 70~90％である[8,9]．抗体検査はアスペルギルス沈降抗体，アスペルギルス特異的 IgG 検査がある．

5. 治療

　SPA は手術を考慮する[1~3]．CPA では抗真菌薬を投与する．初期治療はボリコナゾールやミカファンギンの点滴を第一選択とし，維持治療はアゾール系抗真菌薬内服である[1~3]．治療期間は 6ヵ月以上を目安とするが生涯にわたって必要な場合もある[2,3]．

6. 予後

　CPA の生命予後は既存の肺疾患により異なるが，全体として 1 年，3 年，5 年でそれぞれ約 80％，約 70％，約 50％と報告されている[10~12]．

7. 喀血病態生理

　CPA 患者では体循環系と肺循環にシャントが形成されていることが多く，この体循環系血管と肺動脈の圧較差により肺動脈が破裂をきたし喀血をきたす[13]．

8. 喀血に関する臨床情報

　CPA 患者において喀血は 58~76％に経験され[14,15]，大量喀血が多く致死的となりうる[16]．

　喀血時に CPA 増悪と判断された場合に抗真菌薬は再喀血を防ぐ可能性があるため，抗真菌薬投与の開始もしくは治療中であれば抗真菌薬の変更を検討する[2,3]．

　喀血治療としては，血管内塞栓術を検討する[2,3]．CPA は気管支動脈塞栓術（bronchial artery embolization：BAE）を施行する疾患のうち 5.4~18.0％を占める[17,18]．CPA において血管内塞栓術後の再喀血は 50％以上で認められる[19~21]．CPA の病勢悪化は血管内塞栓術後の再喀血に影響する[19]．血管内塞栓術後に喀血制御不能であった場合は手術の検討が必要である[2,3,15,16]．

❷ 侵襲性肺アスペルギルス症（IPA）

1. 概念

　　侵襲性肺アスペルギルス症（invasive pulmonary aspergillosis：IPA）は高度の免疫抑制宿主において，アスペルギルス属が気道から組織侵襲し，急速に病状悪化をきたす呼吸器感染症である．血液疾患を有する患者での発症が多い．リスク因子として持続する好中球減少，造血幹細胞移植，ステロイドや免疫抑制薬などがあげられる．

2. 疫学

　　全世界で侵襲性アスペルギルス症の新規発症患者は年間 30 万人以上 [22] と推定されている．日本における IPA の罹患率のデータはない．

3. 病態生理

　　空気中に浮遊するアスペルギルス属を吸入し気道に侵入したアスペルギルス属を排除する過程において，IPA 発症リスク因子を持つ患者では好中球やマクロファージによるアスペルギルス属の排除機構が十分に働かない．その結果，アスペルギルス属は増殖しながら組織に浸潤し，組織の梗塞，凝固壊死を生じる [4,6]．

4. 診断アルゴリズム

　　高度の免疫抑制宿主において広域抗菌薬不応の胸部異常影を認めた場合や胸部 CT で halo sign など IPA を疑う所見を認めた場合に IPA を鑑別とする．呼吸器検体の真菌培養検査，血清学的検査（β-D グルカン，GM 抗原），気管支肺胞洗浄液の GM 抗原や病理学的検査（細胞診，組織診）の結果から IPA と診断する [1]．

　　IPA の診断は，血液疾患には EORTC/MSG の診断基準 [23]，ICU 患者には ICU 診断基準 [24]，COPD 患者には Bulpa らの基準 [25] が用いられていることが多かったが，リスクを有する患者により広く適応できるように EORTC/MSGERC が新たな診断基準を 2020 年に提案した [26]．

5. 治療

　　抗真菌薬を投与する．第一選択薬はボリコナゾールもしくはリポソームアムホテリシン B，第二選択薬としてキャンディン系抗真菌薬（カスポファンギン，ミカファンギン）やイトラコナゾールである [1,2]．治療期間は最低 6〜12 週であり，患者背景によっては治療延長も考慮する [2]．抗真菌薬抵抗性の場合に耐術能がある患者では手術を検討する [2]．

6. 予後

　　IPA の予後は不良である．侵襲性アスペルギルス症患者では適切に診断治療されても死亡率

は約 50％であり，診断の遅れがあった場合や診断がつかなかった場合はほぼ全例が死亡にいたる [27].

7. 喀血病態生理

アスペルギルス属が血管系に直接浸潤する際に出血性梗塞をきたし，血痰・喀血につながる [28]. 主要な肺血管に浸潤した場合は致死的な喀血となりうる [2,28].

8. 喀血に関する臨床情報

Caillot らは IPA 患者において約 60％で喀血を認めたと報告した [29]. IPA 患者における大量喀血はまれであるが時に致死的となるため注意が必要である [16].

症例集積研究レベルであるが，IPA 患者において喀血は手術を考慮する要因であった [30,31].

文献

1) 深在性真菌症のガイドライン作成委員会. 深在性真菌症の診断・治療ガイドライ 2014, 協和企画, 2014
2) Patterson TF, Thompson GR 3rd, Denning DW, et al. Practice Guidelines for the Diagnosis and Management of Aspergillosis: 2016 Update by the Infectious Diseases Society of America. Clin Infect Dis 2016; **63**: e1-e60
3) Denning DW, Cadranel J, Beigelman-Aubry C, et al. Chronic pulmonary aspergillosis: rationale and clinical guidelines for diagnosis and management. Eur Respir J 2016; **47**: 45-68
4) Latgé JP, Chamilos G. Aspergillus fumigatus and Aspergillosis in 2019. Clin Microbiol Rev 2019; **33**: e00140-18
5) Barac A, Kosmidis C, Alastruey-Izquierdo A, et al. Chronic pulmonary aspergillosis update: A year in review. Med Mycol 2019; **57**: S104-S109
6) 田代隆良. 慢性肺アスペルギルス症の病態と発生病理. 結核 2017; **92**: 637-645
7) Vergidis P, Moore CB, Novak-Frazer L, et al. High-volume culture and quantitative real-time PCR for the detection of Aspergillus in sputum. Clin Microbiol Infect 2020; **26**: 935-940
8) Takeda K, Suzuki J, Watanabe A, et al. Non-fumigatus Aspergillus infection associated with a negative Aspergillus precipitin test in patients with chronic pulmonary aspergillosis. J Clin Microbiol 2022; **60**: e0201821
9) Page ID, Richardson MD, Denning DW. Comparison of six Aspergillus-specific IgG assays for the diagnosis of chronic pulmonary aspergillosis (CPA). J Infect 2016; **72**: 240-249
10) Maitre T, Cottenet J, Godet C, et al. Chronic pulmonary aspergillosis: prevalence, favouring pulmonary diseases and prognosis. Eur Respir J 2021; **58**: 2003345
11) Lowes D, Al-Shair K, Newton PJ, et al. Predictors of mortality in chronic pulmonary aspergillosis. Eur Respir J 2017; **49**: 1601062
12) Kimura Y, Sasaki Y, Suzuki J, et al. Prognostic factors of chronic pulmonary aspergillosis: A retrospective cohort of 264 patients from Japan. PLoS One 2021; **16**: e0249455
13) 蛇澤 晶, 島田昌裕, 田村厚久. 肺アスペルギルス症の病理. 呼吸と循環 2013; **61**: 861-868
14) Denning DW, Riniotis K, Dobrashian R, et al. Chronic cavitary and fibrosing pulmonary and pleural aspergillosis: case series, proposed nomenclature change, and review. Clin Infect Dis 2003; **37**: S265-S280
15) Bongomin F, Olum R, Kwizera R, et al. Surgical management of chronic pulmonary aspergillosis in Africa: A systematic review of 891 cases. Mycoses 2021; **64**: 1151-1158
16) Alastruey-Izquierdo A, Cadranel J, Flick H, et al. Treatment of Chronic Pulmonary Aspergillosis: Current Standards and Future Perspectives. Respiration 2018; **96**: 159-170
17) Panda A, Bhalla AS, Goyal A. Bronchial artery embolization in hemoptysis: a systematic review. Diagn Interv Radiol 2017; **23**: 307-317
18) Ishikawa H, Hara M, Ryuge M, et al. Efficacy and safety of super selective bronchial artery coil embolisation for haemoptysis: a single-centre retrospective observational study. BMJ Open 2017; **7**: e014805
19) Ando T, Kawashima M, Masuda K, et al. Exacerbation of chronic pulmonary aspergillosis was associated

with a high rebleeding rate after bronchial artery embolization. Respir Investig 2019; **57**: 260-267

20) Shin B, Koh WJ, Shin SW, et al. Outcomes of Bronchial Artery Embolization for Life-Threatening Hemoptysis in Patients with Chronic Pulmonary Aspergillosis. PLoS One 2016; **11**: e0168373

21) Shimohira M, Ohta K, Nagai K, et al. Bronchial arterial embolization using a gelatin sponge for hemoptysis from pulmonary aspergilloma: comparison with other pulmonary diseases. Emerg Radiol 2019; **26**: 501-506

22) Bongomin F, Gago S, Oladele RO, et al. Global and Multi-National Prevalence of Fungal Diseases-Estimate Precision. J Fungi (Basel) 2017; **3**: 57

23) De Pauw B, Walsh TJ, Donnelly JP, et al. Revised definitions of invasive fungal disease from the European Organization for Research and Treatment of Cancer/Invasive Fungal Infections Cooperative Group and the National Institute of Allergy and Infectious Diseases Mycoses Study Group (EORTC/MSG) Consensus Group. Clin Infect Dis 2008; **46**: 1813-1821

24) Blot SI, Taccone FS, Van den Abeele AM, et al. A clinical algorithm to diagnose invasive pulmonary aspergillosis in critically ill patients. Am J Respir Crit Care Med 2012; **186**: 56-64

25) Bulpa P, Dive A, Sibille Y. Invasive pulmonary aspergillosis in patients with chronic obstructive pulmonary disease. Eur Respir J 2007; **30**: 782-800

26) Donnelly JP, Chen SC, Kauffman CA, et al. Revision and Update of the Consensus Definitions of Invasive Fungal Disease From the European Organization for Research and Treatment of Cancer and the Mycoses Study Group Education and Research Consortium. Clin Infect Dis 2020; **71**: 1367-1376

27) Orr DP, Myerowitz RL, Dubois PJ. Patho-radiologic correlation of invasive pulmonary aspergillosis in the compromised host. Cancer 1978; **41**: 2028-2039

28) Brown GD, Denning DW, Gow NA, et al. Hidden killers: human fungal infections. Sci Transl Med 2012; **4**: 165rv13

29) Caillot D, Casasnovas O, Bernard A, et al. Improved management of invasive pulmonary aspergillosis in neutropenic patients using early thoracic computed tomographic scan and surgery. J Clin Oncol 1997; **15**: 139-147

30) Chretien ML, Legouge C, Pagès PB, et al. Emergency and elective pulmonary surgical resection in haematological patients with invasive fungal infections: a report of 50 cases in a single centre. Clin Microbiol Infect 2016; **22**: 782-787

31) Gorelik O, Cohen N, Shpirer I, et al. Fatal haemoptysis induced by invasive pulmonary aspergillosis in patients with acute leukaemia during bone marrow and clinical remission: report of two cases and review of the literature. J Infect 2000; **41**: 277-282

D. 気管支拡張症

　気管支拡張症（bronchiectasis）は，入院を要する喀血の約 20％程度を占める頻度の高い疾患であり[1]，病態や対応を適切に理解しておくべきである．欧米で気管支拡張症の一定の割合を占める囊胞性線維症は，日本では希少疾患であるため，囊胞性線維症を除く気管支拡張症（non-cystic fibrosis bronchiectasis：NCFB）について主に述べる．近年，海外で複数のガイドラインやコンセンサスステートメントが発表され，注目が集まっている領域である．

1. 概念

　気管支拡張症は，咳嗽や喀痰，繰り返す気道感染による臨床症状と画像上の不可逆的な気管支拡張を特徴とする疾患である[2]．

2. 疫学

　比較的まれな疾患であると考えられていたが，米国では疾患自体の増加あるいは CT 検査の増加によって認知が進んだ影響により，有病率は上昇している[3]．18 歳以上を対象とした研究では，NCFB の有病率（prevalence）が 10 万人あたり 139 例であり，高齢者・女性で高い[4]．特に，65 歳以上の高齢者では有病率が高く，Medicare の登録病名を用いた研究において呼吸器内科医による病名のみを採用しても 10 万人あたり 701 例であった[5]．

　日本では，大規模な疫学調査が行われておらず，正確な有病率は不明である．2 万 7,000 人を対象とした韓国の研究では，胸部 CT 検診を受けた成人の 3.6％に気管支拡張症の所見がみられ，症状を伴って気管支拡張症と診断されたのは 10 万人あたり 1,094 例であった．特筆すべきは無症状の気管支拡張症も含めると 10 万人あたり 2,329 人であったことである[6]．アジア圏や肺結核の有病率が高い地域では，気管支拡張症の有病率は高い傾向にあり，日本の実態を推測するうえで参考になる．

3. 病態生理

　Cole らによって提唱された vicious cylcle（悪循環）モデル（図 1）によって説明されることが多い[2]．それによれば，粘液クリアランス障害（上皮・線毛の機能不全，粘液過剰分泌）・気道細菌感染・気道炎症（好中球や T 細胞による炎症）・気道構造の変化（破壊による気管支拡張・喀痰による閉塞）の 4 要素が互いに悪影響を及ぼし合って疾患が進行する[7]．一部の要素に対する治療（抗菌薬や抗炎症治療薬など）のみではプロセス全体の進行は止められず臨床的な奏効が大きく期待できないこともこのモデルで説明される[7]．囊胞性肺線維症や原発性線毛機能不全では，遺伝的要因を背景に粘液クリアランスが障害されることを起点にサイクルが回っていくことが考えられる．一方で，潰瘍性大腸炎など炎症性腸疾患では，明らかな気道感染を伴わないことも比較的みられ，4 要素すべてが揃わなくても病状が進行していくこともありうる[7]．

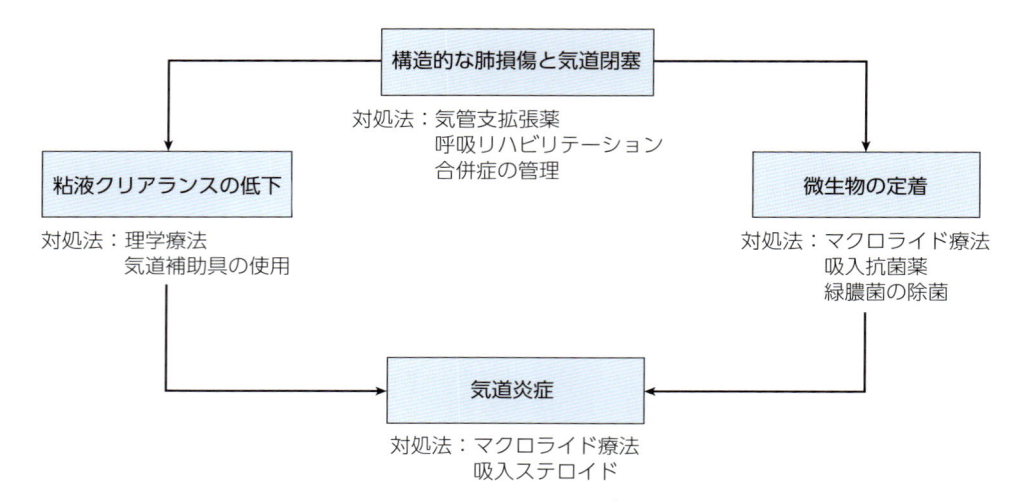

図 1　Cole の悪循環モデル
(Chalmers JD, et al. Eur Respir J 2015; 45: 1446-1462 [2] より引用)

4. 診断

　①気管支拡張症の診断，②関連する疾患の診断，③気管支拡張症の増悪の診断，の 3 つ観点から考える．これまで一定の判断基準が存在せず，また疾患自体の多様性も相まって研究上の障壁となっていたため欧米が中心となり，それぞれの定義について国際的なコンセンサスが近年提唱された．喀血は気管支拡張症自体の診断にも増悪の診断にも寄与する重要な症状である．

a) 気管支拡張症の診断
　画像所見として気管支拡張を記載するのではなく，慢性疾患として気管支拡張症を診断するには臨床症状および画像所見の両方が必要である．2021 年臨床試験を念頭に置いた診断基準がシステマティックレビューおよび専門家による投票のプロセスを経て提案され，実臨床上も有用であると考えられる[8]．
　画像所見上において診断的とされる CT 所見は確信度が高いと判断された順に，
　①気道内径–肺動脈直径比が 1.5 以上
　②気道外径–肺動脈直径比が 1.5 以上
　③気管支の tapering がみられない
　④末梢気道が描出される
　の 4 つである．これまで基準として示されることが多かった「気道内径（あるいは外径）–肺動脈比は 1 以上」でも診断に寄与すると考えられるが上記 4 所見のほうが診断の確信度は高いと判断される．
　臨床症状で診断上重視される所見は以下の 9 項目があげられている．
　ⅰ．咳嗽が毎日みられる
　ⅱ．慢性的な粘液性あるいは膿性の喀痰
　ⅲ．増悪の既往がある

　iv．喀痰が毎日みられる

　ｖ．湿性咳嗽が毎日みられる

　vi．喀痰が週の大部分みられる

　vii．膿性痰が間欠的にみられる

　viii．繰り返す喀血の既往がある

　ix．咳嗽が週に数回みられる

　投票の結果，特にⅰ～ⅲの症状が診断上重視されると判定された．喀血も気管支拡張症を特徴づける症状のひとつであることに留意すべきである．

　これらの結果から CT 所見①～④のいずれか，かつ臨床症状ⅰ～ⅲのいずれかを認める状態を臨床的に有意な気管支拡張症と定義することが提案されている．画像上気管支拡張像がみられるが，臨床症状を伴わない患者については長期的な予後が不明であり今後の研究が待たれる．

b）関連する疾患の診断

　気管支拡張症は，特発性のほか，症例によって原因が多様な集団である．原因によって治療法も異なるため，原因疾患や併存疾患を検索することは臨床上重要である．ただし，稀少疾患が複数含まれるため，一定の検査セットを活用することで，原因の特定につながることが報告されている [9]．

　気管支拡張症の診断後に，原因/併存症の検査として全例に行う検査の一例を表 1 に記載した．一般集団では頻度の低い免疫不全症が念頭に置かれていることは注目に値する．

　次に気管支拡張症との因果関係が強いと考えられる疾患に対して個々の症例に応じて精査を行う．代表的な疾患について表 2 に示す．

　併存する病態として，COPD，喘息，胃食道逆流症（GERD），慢性的な誤嚥などの有無についても評価が必要である [9, 23]．これらは表 2 に示した疾患ほど因果関係は明瞭ではないが，ほかの原因が明らかではないときは原因と判断することも可能である．たとえば，COPD の経過中に細菌感染が生じ慢性化した場合，惹起される炎症反応に伴って気管支拡張をきたすことは考えられる [23]．

表 1　診断後に実施する検査

検査項目	目的・鑑別疾患
血算	免疫不全症，血液腫瘍
血清蛋白分画	グロブリンの clonality 評価，形質細胞腫瘍
IgG/IgA/IgM/IgE	免疫不全症（CVID，選択的 IgA 欠損症，Hyper-IgE 症候群など）
自己抗体（RF，抗 CCP 抗体，ANCA など）	RA 血管炎などの自己免疫疾患
アスペルギルス特異的 IgE/沈降抗体	ABPA
喀痰一般細菌／抗酸菌検査	慢性細菌感染・非結核性抗酸菌症など
呼吸機能検査	COPD・喘息の評価

※一部のガイドラインでは，原発性免疫不全症の一種である特異抗体産生不全症のスクリーニングとして肺炎球菌特異的抗体の確認を勧めるものもあるが，日本では一般的に測定できる項目ではないため表からは除外した [10]．
RF：rheumatoid factor，CCP：cyclic citrullinated peptide，ANCA：antineutrophil cytoplasmic antibody，CVID：common variable immune deficiency，RA：rheumatoid arthritis，ABPA：allergic bronchopulmonary aspergillosis，COPD：chronic obstructive pulmonary disease
（Araújo D, et al. Eur Respir J 2017; 50: 1701289 [9] および Hill AT, et al. Thorax 2019; 74 (Suppl 1): 1-69 [10] より作成）

表2　気管支拡張症との因果関係が強いと考えられる疾患

対象疾患	疑うポイント	考慮すべき精査
原発性線毛機能不全（PCD）[12, 13]	家族歴：小児期からの症状 鼻閉，副鼻腔炎，中耳炎 内臓逆位，男性不妊	nNO 測定 遺伝子検査 線毛構造の電子顕微鏡検査
嚢胞性線維症（CF）[14]	家族歴：副鼻腔炎，男性不妊，膵機能不全 CT：上葉優位の気管支拡張	汗中 Cl 測定 CFTR 遺伝子検査
Mounier-Kuhn 症候群[15, 16]	CT：気管／主気管支の著明な拡張，気管憩室や肺気腫の合併	呼気 CT：気管軟化症
Williams-Campbell 症候群[17]	CT：亜区域枝レベルの風船状の気管支拡張	呼気 CT：拡張気管支の虚脱
α_1- アンチトリプシン（AAT）欠乏症[18, 19]	家族歴：慢性肝障害，若年者（特に45 歳以下）での肺気腫形成 CT：肺底部優位の気腫性変化	血清 AAT 測定 遺伝子検査
Yellow nail 症候群[20, 21]	変色を伴った爪の成長遅延・肥厚，副鼻腔炎，滲出性胸水 リンパ浮腫	胸水穿刺
びまん性汎細気管支炎（DPB）[22]	副鼻腔炎 COPD CT：小葉中心性粒状影	寒冷凝集素測定 必要に応じて肺生検
炎症性腸疾患	血便・腹痛などの消化器症状	下部消化管内視鏡検査

PCD：primary ciliary dyskinesia, CF：cystic fibrosis, AAT：α_1-antitrypsin, DPB：diffuse panbronchiolitis, COPD：chronic obstructive pulmonary disease, nNO：nasal nitric oxide
(Hill AT, et al. Thorax 2019; 74 (Suppl 1): 1-69 [10] および McDonnell MJ, et al. Lancet Respir Med 2016; 4: 969-979 [11] より作成)

　　やや恣意的になりうるが明らかな過去の感染に起因すると考えられる場合は感染後の気管支拡張症と判断する．最終的に，これまでに述べてきた疾患のいずれにも該当しない場合に特発性気管支拡張症と診断する．

　　最後に非結核性抗酸菌（non-tuberculous mycobacteria：NTM）感染と気管支拡張症の関係について述べる．これまで気管支拡張症の原因として述べてきた疾患とNTM 症の発症との関連が指摘されている．たとえば，嚢胞性線維症の原因遺伝子である CFTR 遺伝子の異常はNTM 症の患者でも一般集団より高頻度にみられる[24]．ほかにも原発性線毛機能不全，結合組織病（Marfan 症候群や Ehler-Danlos 症候群など），免疫不全症（Hyper-IgE 症候群など）などの気管支拡張症と関連がある疾患とNTM 症においても臨床的・遺伝的背景の共通性が指摘されている[7, 25]．嚢胞性線維症や原発性線毛機能不全の診断にいたらなくとも，気管支拡張症に関連する素因が重なることでNTM 症を発症する可能性もある[26, 27]．したがって，NTM は気管支拡張を引き起こす原因と考えられる一方で[9]，気管支拡張症に引き続いて起こる場合もあり，気管支拡張症の患者からNTM が検出されたとしても，気管支拡張症を引き起こした原因がNTM と判断することは慎重を要し，表2 にあげた原因などがないか注意すべきである．ほかの原因が見当たらない場合は，特発性気管支拡張症にNTM 症を合併したと判断することも妥当であり，米国や日本の気管支拡張症レジストリーではそのように分類されている[28, 29]．

c）気管支拡張症の増悪の診断

　　気管支拡張症の診断と同様の方法で，増悪の定義についても提案がなされている[30]．

それによれば，診断上，いくつかの症状が揃うこと，悪化の経過が48時間以上にわたること，抗菌薬投与などの治療変更の必要であることの3点が重要である．

増悪を特徴づける症状としては，以下の6症状の悪化があげられている．
①咳嗽の増加
②喀痰の量の増加/粘稠度の増加
③喀痰の膿性化・色調変化
④呼吸困難の悪化/労作困難
⑤疲労/不調の自覚
⑥喀血

これらのうち最低3つ揃うことが基準として提示されている．

したがって，気管支拡張症の患者が喀血で受診し，2日以上にわたって倦怠感や咳嗽の増加などを自覚し，内服の止血剤が必要と判断した場合は，気管支拡張症の増悪を認識した治療も行う必要がある．

5. 治療

まず原因となる疾患が存在する場合は，背景疾患に応じた治療を行うことが重要である．そのうえで，病状進行を妨げるために，病態生理で述べた要素に対して介入を検討する．介入には排痰/気道クリアランス改善，気道炎症抑制，抗菌化学療法などがあげられる[7]．

気道クリアランスを向上させる薬剤としては，去痰薬の投与や高張食塩水の吸入を用いる[10]．また，排痰補助として吸入咳嗽，体位ドレナージ，アクティブサイクル呼吸法，呼気陽圧療法などを組み合わせて行われる[2,10]．

気道炎症を抑制する目的では，マクロライド長期投与を考慮する．気管支拡張症に対するマクロライド投与は，3つの盲検化ランダム比較試験[31~33]において，主要評価項目である増悪回数を減少させる効果が示されている．ただし，対象患者は過去1年間の年間増悪回数が少なくとも1回以上あり約8割の患者が年間増悪回数3回以上であったこと，マクロライドの投与期間が6～12ヵ月以上であったこと，アジスロマイシンまたはエリスロマイシンが用いられたことなどに留意すべきである．また，細菌叢にしめる緑膿菌の割合が優勢でない患者では，マクロライド投与によって緑膿菌の割合が上昇する可能性があり慎重を要する[34]．さらに，NTM症の併存がないか治療前に確認しておくべきである[2,10]．有害事象としては消化器症状の頻度が高い．日本ではクラリスロマイシンを「好中球性炎症性気道疾患」に対して処方した場合，保険請求が認められる．

安定期の抗菌薬投与については，欧米では吸入抗菌薬のデータも蓄積されているが[2,10]，日本ではNTM症に対するアミカシン吸入以外に使用可能な吸入抗菌薬はない．抗菌薬の経口あるいは経静脈投与はマクロライド投与や吸入抗菌薬と比較して有効性を示すデータに乏しいが，緑膿菌が検出されていない患者でマクロライド投与が有効でない場合にテトラサイクリン系などの抗菌薬投与を考慮することがある[10,35]．

同様にエビデンスは十分ではないが，増悪時の治療については過去の細菌検査結果に基づいて14日程度の抗菌薬の全身投与を行うことが一般的である[10]．

また，緑膿菌感染が新規に生じた（喀痰から緑膿菌が2回検出された）場合には，菌陰性化を目標に全身抗菌薬投与が検討される[10,35]．緑膿菌が長期にわたって検出される場合は陰性化を期

待することは難しく適応にはなり難い [35].

　気管支拡張が限局した領域にあり，かつ症状が内科的治療でコントロールできない場合は外科的治療も選択肢となる [10, 35]. 肺移植後の成績も他疾患と比較して遜色ないため，若年者では考慮すべきである [36].

6. 気管支拡張症における喀血

　喀血は気管支拡張症の診断および増悪の診断にかかわる重要な症状であり，気管支拡張症の患者の約 20〜30% 程度に認められる [28, 37, 38]. 喀血を引き起こすリスク因子は明らかではなく，気管支拡張症の原因や重症度によらず喀血は起こりうる [39, 40].

　気管支拡張症患者が喀血を生じる機序としては明確でない部分も大きいが，慢性炎症や低酸素によって気管支動脈循環の血管新生が促され，気管支動脈の拡張や蛇行がまず生じる. 感染や炎症により気道粘膜が侵食され，増生した脆弱な気管支動脈の穿通枝が破綻することによって喀血が生じると考えられている [41]. また，同様に気管支動脈–肺動脈シャントが発達して喀血にいたる可能性もある [42].

　喀血のきっかけとしては急性の感染イベントが関係していると想定され，少量の喀血（目安として 24 時間で 10 cc 以下）に対しても抗菌薬投与を検討する. 抗菌薬の選択や投与期間については増悪の治療を参考として，過去の細菌検査結果を参考に 14 日程度行うことが検討される. 一定量以上の喀血では入院のうえ，抗菌薬の静脈内投与，トラネキサム酸投与などを検討する. 喀血が持続する場合は気管支動脈塞栓術（bronchial artery embolization：BAE）が選択肢となる. BAE 後の累積喀血制御率は 1 年時点で 91.3%，3 年時点で 81.5% という成績が報告されている [43].

　難治性の喀血に対しては，外科的治療も選択肢であり [10]，非限局性の病変においても主要病巣を切除することで症状の改善が期待できる [44]. 喀血を伴って増悪を繰り返す場合は，増悪の予防目的にマクロライド長期投与を行うことも選択肢となる.

7. 予後

　生命予後，増悪の頻度，QOL，呼吸機能などのアウトカムに対して研究が行われている [45]. 生命予後については，英国の疫学研究で一般集団と比較して死亡率が 2 倍以上になると報告されている [46]. 予後を予測するためのスコアとして Bronchiectasis Severity Index（BSI）や FACED などが開発されている [47, 48]. BSI は年齢，BMI，%一秒量，過去 2 年の入院，過去 1 年の増悪回数，メチシリン耐性コアグラーゼ（MRC），緑膿菌検出有無，ほかの病原体の定着の有無，画像上の病変範囲からなる. 高得点であるほど予後は不良であり，4 年死亡率は軽症（0〜4 点），中等症（5〜8 点），重症（9 点以上）でそれぞれ 0〜5.3%，4〜11.3%，9.9〜29.2% であった [10]. 同様に入院や増悪の予測が可能である. ただし，いずれも欧州での症例をもとにつくられており，日本人集団での検証はなされていない.

文献

1) Quigley N, Gagnon S, Fortin M. Aetiology, diagnosis and treatment of moderate-to-severe haemoptysis in a North American academic centre. ERJ Open Res 2020; **6**: 00204-2020
2) Chalmers JD, Aliberti S, Blasi F. Management of bronchiectasis in adults. Eur Respir J 2015; **45**: 1446-1462
3) Seitz AE, Olivier KN, Adjemian J, et al. Trends in bronchiectasis among medicare beneficiaries in the Unit-

ed States, 2000 to 2007. Chest 2012; **142**: 432-439

4) Weycker D, Hansen GL, Seifer FD. Prevalence and incidence of noncystic fibrosis bronchiectasis among US adults in 2013. Chron Respir Dis 2017; **14**: 377-384

5) Henkle E, Chan B, Curtis JR, et al. Characteristics and Health-care Utilization History of Patients With Bronchiectasis in US Medicare Enrollees With Prescription Drug Plans, 2006 to 2014. Chest 2018; **154**: 1311-1320

6) Kim SH, Jung YJ, Ko M-S, et al. Prevalence of asymptomatic bronchiectasis and associations among the health screening population in South Korea. ERJ Open Res 2021; **7**: 00188-2021

7) Flume PA, Chalmers JD, Olivier KN, et al. Advances in bronchiectasis: endotyping, genetics, microbiome, and disease heterogeneity. Lancet 2018; **392**: 880-890

8) Aliberti S, Goeminne PC, O'Donnell AE, et al. Criteria and definitions for the radiological and clinical diagnosis of bronchiectasis in adults for use in clinical trials: international consensus recommendations. Lancet Respir Med 2022; **10**: 298-306

9) Araújo D, Shteinberg M, Aliberti S, et al. Standardised classification of the aetiology of bronchiectasis using an objective algorithm. Eur Respir J 2017; **50**: 1701289

10) Hill AT, Sullivan AL, Chalmers JD, et al. British Thoracic Society Guideline for bronchiectasis in adults. Thorax 2019; **74** (Suppl 1): 1-69

11) McDonnell MJ, Aliberti S, Goeminne PC, et al. Comorbidities and the risk of mortality in patients with bronchiectasis: an international multicentre cohort study. Lancet Respir Med 2016; **4**: 969-979

12) Shapiro AJ, Davis SD, Polineni D, et al. Diagnosis of Primary Ciliary Dyskinesia: An Official American Thoracic Society Clinical Practice Guideline. Am J Respir Crit Care Med 2018; **197**: e24-e39

13) Lucas JS, Barbato A, Collins SA, et al. ERS Task Force guideline for the diagnosis of primary ciliary dyskinesia. Eur Respir J 2017; **49**: 1601090

14) Farrell PM, White TB, Ren CL, et al. Diagnosis of Cystic Fibrosis: Consensus Guidelines from the Cystic Fibrosis Foundation. J Pediatr 2017: **181S**: S4-S15.e1

15) Schmitt P, Dalar L, Jouneau S, et al. Respiratory Conditions Associated with Tracheobronchomegaly (Mounier-Kuhn Syndrome): A Study of Seventeen Cases. Respiration 2016; **91**: 281-287

16) Akgedik R, Karamanli H, Kizilirmak D, et al. Mounier-Kuhn syndrome (tracheobronchomegaly): An analysis of eleven cases. Clin Respir J 2018; **12**: 885-889

17) Aldave APN, Saliski DOW. The clinical manifestations, diagnosis and management of williams-campbell syndrome. N Am J Med Sci 2014; **6**: 429-432

18) American Thoracic Society/European Respiratory Society statement: standards for the diagnosis and management of individuals with alpha-1 antitrypsin deficiency. Am J Respir Crit Care Med 2003; **168**: 818-900

19) Miravitlles M, Dirksen A, Ferrarotti I, et al. European Respiratory Society statement: diagnosis and treatment of pulmonary disease in α 1-antitrypsin deficiency. Eur Respir J 2017; **50**: 1700610

20) Valdés L, Huggins JT, Gude F, et al. Characteristics of patients with yellow nail syndrome and pleural effusion. Respirology 2014; **19**: 985-992

21) Chatterjee S, Dasenbrook EC. Dyschromic Nails, Exertional Dyspnea, and Lower Extremity Edema. JAMA 2020; **324**: 1992-1993

22) Kudoh S, Keicho N. Diffuse panbronchiolitis. Clin Chest Med 2012; **33**: 297-305

23) Polverin E, Dimakou K, Hurst J, et al. The overlap between bronchiectasis and chronic airway diseases: state of the art and future directions. Eur Respir J 2018; **52**: 1800328

24) Kim RD, Greenberg DE, Ehrmantraut ME, et al. Pulmonary nontuberculous mycobacterial disease: prospective study of a distinct preexisting syndrome. Am J Respir Crit Care Med 2008; **178**: 1066-1074

25) Olivier KN. Lady Windermere Dissected: More Form Than Fastidious. Ann Am Thorac Soc 2016; **13**: 1674-1676

26) Szymanski EP, Leung JM, Fowler CJ, et al. Pulmonary Nontuberculous Mycobacterial Infection. A Multisystem, Multigenic Disease. Am J Respir Crit Care Med 2015; **192**: 618-628

27) Moon P, Guillaumin E, Chan ED. Non-tuberculous mycobacterial lung disease due to multiple "minor" risk factors: an illustrative case and a review of these "lesser elements". J Thorac Dis 2020; **12**: 4960-4972

28) Aksamit TR, O'Donnell AE, Barker A, et al. Adult Patients With Bronchiectasis: A First Look at the US Bronchiectasis Research Registry. Chest 2017; **151**: 982-992

29) Asakura T, Morimoto K, Ito A, et al. Etiology and Health-Related Quality of Life in Non-Cystic Fibrosis Bronchiectasis and Nontuberculous Mycobacterial Pulmonary Disease: The First Analysis of the Japanese Nontuberculous Mycobacteriosis-Bronchiectasis Registry. Am J Respir Crit Care Med 2020; **201**: A4370

30) Hill AT, Haworth CS, Aliberti S, et al. Pulmonary exacerbation in adults with bronchiectasis: a consensus definition for clinical research. Eur Respir J 2017; **49**: 1700051

31) Wong C, Jayaram L, Karalus N, et al. Azithromycin for prevention of exacerbations in non-cystic fibrosis

bronchiectasis (EMBRACE): a randomised, double-blind, placebo-controlled trial. Lancet 2012; **380**: 660-667

32）Altenburg J, de Graaff CS, Stienstra Y, et al. Effect of azithromycin maintenance treatment on infectious exacerbations among patients with non-cystic fibrosis bronchiectasis: the BAT randomized controlled trial. JAMA 2013; **309**: 1251-1259

33）Serisier DJ, Martin ML, McGuckin MA, et al. Effect of long-term, low-dose erythromycin on pulmonary exacerbations among patients with non-cystic fibrosis bronchiectasis: the BLESS randomized controlled trial. JAMA 2013; **309**: 1260-1267

34）Rogers GB, Bruce KD, Martin ML, et al. The effect of long-term macrolide treatment on respiratory micro-biota composition in non-cystic fibrosis bronchiectasis: an analysis from the randomised, double-blind, placebo-controlled BLESS trial. Lancet Respir Med 2014; **2**: 988-996

35）Polverino E, Goeminne PC, McDonnell MJ, et al. European Respiratory Society guidelines for the management of adult bronchiectasis. Eur Respir J 2017; **50**: 1700629

36）Hirama T, Tomiyama F, Notsuda H, et al. Outcome and prognostic factors after lung transplantation for bronchiectasis other than cystic fibrosis. BMC Pulm Med 2021; **21**: 261

37）King PT, Holdsworth SR, Freezer NJ, et al. Characterisation of the onset and presenting clinical features of adult bronchiectasis. Respir Med 2006; **100**: 2183-2189

38）Dimakou K, Triantafillidou C, Toumbis M, et al. Non CF-bronchiectasis: Aetiologic approach, clinical, radiological, microbiological and functional profile in 277 patients. Respir Med 2016; **116**: 1-7

39）Goussault H, Salvator H, Catherinot E, et al. Primary immunodeficiency-related bronchiectasis in adults: comparison with bronchiectasis of other etiologies in a French reference center. Respir Res 2019; **20**: 275

40）Lonni S, Chalmers JD, Goeminne PC, et al. Etiology of Non-Cystic Fibrosis Bronchiectasis in Adults and Its Correlation to Disease Severity. Ann Am Thorac Soc 2015; **12**: 1764-1770

41）Deshwal H, Sinha A, Mehta AC. Life-Threatening Hemoptysis. Semin Respir Crit Care Med 2021; **42**: 145-159

42）Monroe EJ, Pierce DB, Ingraham CR, et al. An Interventionalist's Guide to Hemoptysis in Cystic Fibrosis. Radiographics 2018; **38**: 624-641

43）Takeda K, Kawashima M, Masuda K, et al. Long-Term Outcomes of Bronchial Artery Embolization for Patients with Non-Mycobacterial Non-Fungal Infection Bronchiectasis. Respiration 2020; **99**: 961-969

44）Dai J, Zhu X, Bian D, et al. Surgery for predominant lesion in nonlocalized bronchiectasis. J Thorac Cardio-vasc Surg 2017; **153**: 979-985.e1

45）Smith MP, Hill AT. Evaluating success of therapy for bronchiectasis: what end points to use? Clin Chest Med 2012; **33**: 329-349

46）Quint JK, Millett ERC, Joshi M, et al. Changes in the incidence, prevalence and mortality of bronchiectasis in the UK from 2004 to 2013: a population-based cohort study. Eur Respir J 2016; **47**: 186-193

47）Chalmers JD, Goeminne P, Aliberti S, et al. The bronchiectasis severity index. An international derivation and validation study. Am J Respir Crit Care Med 2014; **189**: 576-585

48）Martínez-García MÁ, de Gracia J, Relat MV, et al. Multidimensional approach to non-cystic fibrosis bronchiectasis: the FACED score. Eur Respir J 2014; **43**: 1357-1367

E. 非結核性抗酸菌症

1. 概念

List of Prokaryotic names with Standing in Nomenclature（LPSN）によると 2022 年 1 月現在，抗酸菌属には 259 菌種が登録されている[1]．抗酸菌属のうち結核菌群と特殊な栄養を要求する菌（*M. leprae*，*M. lepraemurium*）を除く抗酸菌種を一括して非結核性抗酸菌（non-tuberculous mycobacteria：NTM）と呼び，これによる呼吸器感染症を肺非結核性抗酸菌症（肺 NTM 症）という．日本において人に対して病原性を有する抗酸菌は，約 30 種と報告されている[2]．

2. 疫学

肺 NTM 症は増加の一途をたどっており，2014 年に行った肺 NTM 症と結核症の新規診断数を把握するアンケート調査[3] によると，新登録結核年換算罹患率 12.9/人口 10 万人に対し，肺 NTM 症の推定罹患率は 14.7/人口 10 万人と，日本において肺 NTM 症の罹患率が結核の罹患率を超えていることが確認された．また菌種別では，*M. avium* および *M. intracellulare* が原因となる肺 *Mycobacterium avium* complex（MAC）症が 88.8%，*M. kansasii* 症 4.3%，*M. abscessus* speicies 症 3.3% の順となっている．

3. 病態生理

NTM は，自然環境やヒトの生活環境における水や土壌，動物などの環境中に常在し，環境中の NTM を含むエアロゾルを吸入することで NTM は気管支～細気管支領域の気道に定着・感染する．MAC 症を主とする肺 NTM 症における病理ならびに画像的変化については，Fujita ら[4] や O'Connell ら[5] により詳細に検討されている．NTM は気道上皮細胞に感染後，気道周囲に肉芽腫病変を形成する．病変の増大により，気道への圧排から気道潰瘍が形成され，増殖した NTM を含む壊死物質が気道への排出されることで，経気道的に病変が拡大する．気道潰瘍の形成部位ではしばしば筋層の断裂を認め気管支拡張へと進行し，気道破壊が長軸方向で高度となるとともに，複数の気道を巻き込むことで空洞形成にいたる．

複数の肉芽腫が隣接する肺胞領域では肺循環障害による局所的な浮腫やうっ血が生じる．肺循環障害に対し，灌流維持のため気管支循環は逆に増加し，生理的状態では血流が閉ざされている sperrarterien（遮蔽動脈）を介し，気管支動脈–肺動脈/静脈シャントが増加する．肺病変の拡大に伴い胸壁と癒着を生じた場合，癒着面における血管新生に伴い胸壁の栄養血管と肺動脈/静脈間でシャントが形成され，シャントを介する肺動脈への血流量はさらに増加する．シャント血管は脆弱であり耐容可能な圧を超えると破綻し，気道あるいは空洞内へ出血し喀血にいたる．また，空洞に接する仮性肺動脈瘤が破綻した場合には大喀血にいたる．

肺 NTM 症の臨床病型のなかで，中高年女性に好発し中葉・舌区の小結節と気管支拡張を特徴とする結節・気管支拡張型 NB（nodular/bronchiectatic）type ならびに呼吸器疾患（陳旧性肺

結核・じん肺・肺嚢胞や肺気腫など）を有する男性に好発する線維空洞型 FC（fibrocavitary）type が喀血をきたしやすい.

4. 診断アルゴリズム

日本結核病学会非結核性抗酸菌症対策委員会と日本呼吸器学会感染症・結核学術部会が 2008 年に提示した「肺非結核性抗酸菌症診断に関する指針—2008 年」[6] に基づき診断する. 臨床基準（胸部画像所見ならびに他疾患の除外）と細菌学的基準（2 回以上の異なった喀痰検体で抗酸菌培養陽性 or 1 回以上の気管支洗浄液で抗酸菌培養陽性, など）で診断する. 無症状発見が多い日本の状況を踏まえ診断基準に臨床症状を含まない点が, 世界的に使用される米国胸部疾患学会 ATS/米国感染症学会 IDSA の肺 NTM 症診断基準（2007）[7] と異なる.

5. 内科的治療

治療導入の目安に関して, NB type で「塗抹陽性で気管支拡張病変が高度, 病変が一側肺の 1/3 を超える場合, 喀血などの自覚症状の強い症例」および FC type では診断後すぐに治療を開始するが, NB type で画像所見が軽微で自覚症状が乏しい場合はすぐに治療は開始せず画像フォローアップとする. 肺 NTM 症の化学療法の指針として, 日本では日本結核・非結核性抗酸菌症学会 非結核性抗酸菌症対策委員会と日本呼吸器学会 感染症・結核学術部会が合同で提示した「成人肺非結核性抗酸菌症化学療法に関する見解—2023 改訂」[8] が, 海外においては 2020 年に ATS を含む 4 学会が合同で提示した肺 NTM 症の治療に関するガイドライン [9] が存在する. 本項では近年罹患率が上昇傾向にあり, 喀血の頻度が高い MAC 症の化学療法について記載する.

MAC 症の初回治療では, リファンピシン（RFP）＋エタンブトール（EB）＋アジスロマイシン（AZM）あるいはクラリスロマイシン（CAM）で治療導入を行う. 治療導入前の菌株でマクロライドとアミカシン（AMK）の薬剤感受性検査（日本ではブロスミック SGM）を必ず実施する. 有空洞例・高度気管支拡張を有する例あるいはマクロライド耐性例では AMK あるいはストレプトマイシン（SM）の注射薬を初回治療導入レジメンに含める. 多剤併用療法を 6 ヵ月以上継続しても排菌陰性化が認められない難治例においては, 再度の菌種同定と上記薬剤感受性検査を再検のうえで, アミカシンリポソーム吸入用懸濁液（ALIS）吸入, AMK 点滴あるいは SM 筋注のいずれかの併用を検討する. 喀痰培養陰性化後（培養 3 回連続陰性の初回喀痰提出日を陰性化確認日とする）少なくとも 12 ヵ月以上は化学療法を継続する.

6. 肺 NTM 症と喀血（頻度と予後）

韓国の Moon らは, 空洞のない NB type の肺 NTM 症の長期予後の検討において新規診断 1,021 例（うち 823 例が MAC 症）のうち, 診断時に 247 例（24%）で喀血を認めたと報告している [10]. 韓国の Kwon らは, 診断後 3 年以上経過観察された空洞のない NB type の肺 MAC 症 551 例に関する増悪因子の検討において, 診断時に 165 例（30%）に喀血を認めたと報告している [11]. MAC 症の診断時における喀血の頻度は 1/4〜1/3 と高率である. 緊急入院した HIV 陰性の肺 NTM 症患者 16,192 名を対象とした肺 NTM 症患者の院内死亡のリスク因子に関する Tanaka らの DPC データベース研究 [12] では, 多変量解析にて男性, 低 BMI, ADL 低下, NTM 以外の呼

吸器感染症・間質性肺疾患・気胸・悪性腫瘍の合併に加え，喀血が予後不良因子であると報告している．喀血は肺 NTM 症の予後不良因子といえる．

文献

1) LPSN-List of Prokaryotic names with Standing in Nomenclature. https://www.bacterio.net
2) 倉島篤行．比較的稀な菌種による肺非結核性抗酸菌症の治療．Kekkaku 2011; **86**: 923-932
3) 倉島篤行．7 年ぶりに行われた肺非結核性抗酸菌症全国調査結果について．Kekkaku 2015; **90**: 605-606.
4) Fujita J, Ohtsuki Y, Suemitsu I, et al. Pathological and radiological changes in resected lung specimens in Mycobacterium avium intracellulare complex disease. Eur Respir J 1999; **13**: 535-540
5) O'Connell ML, Birkenkamp KE, Kleiner DE, et al. Lung Manifestations in an Autopsy-Based Series of Pulmonary or Disseminated Nontuberculous Mycobacterial Disease. Chest 2012; **141**: 1203-1209
6) 日本結核病学会非結核性抗酸菌症対策委員会，日本呼吸器学会感染症・結核学術部会．肺非結核性抗酸菌症診断に関する指針—2008 年．Kekkaku 2008; **83**: 525-526
7) Griffith DE, Aksamit T, Brown-Elliott BA, et al. ATS Mycobacterial Diseases Subcommittee; American Thoracic Society; Infectious Disease Society of America. An official ATS/IDSA statement: diagnosis, treatment, and prevention of nontuberculous mycobacterial diseases. Am J Respir Crit Care Med 2007; **175**: 367-416
8) 日本結核・非結核性抗酸菌症学会非結核性抗酸菌症対策委員会，日本呼吸器学会感染症・結核学術部会．成人肺非結核性抗酸菌症化学療法に関する見解—2023 年改訂．Kekkaku 2023; **98**: 177-187
9) Daley CL, Laccarino JM, Lange C, et al. Treatment of Nontuberculous Mycobacterial Pulmonary Disease: An Official ATS/ERS/ESCMID/IDSA Clinical Practice Guideline: Executive Summary. Clin Infect Dis 2020; **71**: e1-e36
10) Moon SM, Jhun BW, Baek SY, et al. Long-term natural history of non-cavitary nodular bronchiectatic nontuberculous mycobacterial pulmonary disease. Respir Med 2019; **151**: 1-7
11) Kwon BS, Lee JH, Koh Y, et al. The natural history of non-cavitary nodular bronchiectatic Mycobacterium avium complex lung disease. Respir Med 2019; **150**: 45-50
12) Tanaka G, Jo T, Tamiya H, et al. Factors affecting in-hospital mortality of non-tuberculous mycobacterial pulmonary disease. BMC Infect Dis 2021; **21**: 698

F. 肺結核

1. 概念

　肺結核は結核菌（*Mycobacterium tuberculosis*：Mtb）による肺感染症であり，世界三大感染症のひとつである．結核菌は抗酸菌属の *M. tuberculosis* complex に含まれ，ほかに人に感染を生じる菌として，ウシ菌（*M. bovis*），アフリカ菌（*M. africanum*），ネズミ菌（*M. microti*），カネッテイ菌（*M. canetti*），カプレ菌（*M. caprae*）が含まれる[1]．

　結核は「感染症の予防及び感染症の患者に対する医療に関する法律」（感染症法）において二類に分類され，患者は全数登録されねばならず，診断した医師はできるだけ早く最寄り保健所に届出をすることが義務づけられている．

2. 疫学

　1989 年から 2020 年までに，結核罹患率は 43.1 から 10.1 と激減した[2,3]が，その減少速度は2019 年までは緩徐であった．2019 年から 2020 年は，COVID-19 による影響で一気に 12.5 から10.1 まで低下したが，呼吸器感染症対策，3 密の回避という COVID-19 対策と日本への入国制限が原因と思われる．その結果，長らく中蔓延国（罹患率 10 以上）と評価されてきた日本の状況は，2021 年からは罹患率 9.2 と低蔓延国の基準を満たした[4]．今後は引き続き，リバウンドが起きないよう対策を続ける必要がある．

　日本で罹患率が高い年齢層は高齢者[2]であり，高齢となるほど罹患率は高い．結核高蔓延時代に感染し潜在性結核感染症（latent tuberculosis infection：LTBI）のまま発病せず，高齢化し，免疫能の低下や合併症により内因性再燃が生じて発症した患者が高率となっている．若年者においては海外出生結核患者数の増加が，特に 20 歳代において COVID-19 パンデミック前まで認められ[2]，今後の変化を見守る必要がある．

3. 病態生理

　結核菌が感染してそのまま気道散布性，血行性，リンパ行性に進展する一次結核症，一次結核が免疫の成立によって鎮静化し LTBI にいたり，何らかの免疫低下によって初感染巣が崩壊し散布源となり再燃発症する二次結核症に分類される[5]．一次結核症では，局所にとどまらず全身に散布され，結核性髄膜炎，粟粒結核などの播種型を呈する病型も少なくない．二次結核症ではすでに免疫がいったん成立しているためリンパ行性の播種は生じにくく，肺病変のみで発症するが，免疫が低下している場合持続的な菌の散布が生じ，全身に播種する．病初期には症状に気がつかないことも多いが，咳嗽，微熱などが生じ進展し，診断までの期間が長期化すると病巣が拡大し，呼吸不全にいたることもある．

　肺結核では活動性，すなわち抗結核薬による治療を要する時期と，結核治療後の病巣が治癒したのちに残存する病変を観察ないしは対症療法をする時期に大別され，いずれの時期にも血

痰・喀血を生じる．

4. 診断アルゴリズム [6]

a）検体検査

　結核の確定診断は，病巣から採取された結核菌の検出・同定によってなされる．塗抹検査での塗抹検体は抗酸菌の染色に Ziehl-Neelsen 法と蛍光法が用いられ，塗抹検査での検出菌量を，0，±，1＋，2＋，3＋で表す．Gaffky 号数での評価は，世界的に用いられていない．

　培養検査では，小川培地をはじめとする固形培地，液体培地が用いられる．液体培地は固形培地に比し培養判定まで期間が短く，検出精度も良好である．現在，結核菌をはじめとした抗酸菌検出法のひとつとして，基礎培地としてミドルブルック 7H9 液体培地を使用し，酸素蛍光センサーを備えた抗酸菌検出システム，MGIT® (Mycobacteria Growth Indicator Tube 法) などが用いられている．結核菌の同定は，検体から直接結核菌の核酸増幅を行い同定され，どのキットも 2 時間から 5 時間以内に結果が得られる．なお，診断時の結核菌検査で培養検体が得られた場合には，薬剤感受性検査を行う．

b）画像検査

　肺結核の場合画像が補助診断として有用である．初感染に引き続き発病した場合は，病巣はいずれの肺野にも出現する．同時に肺門・縦隔リンパ節腫脹を伴う場合，血行散布し粟粒影を呈する場合，胸水を伴う場合もある．内因性再燃にて発病する場合は，肺結核は各肺葉の上部にあたる S^1，S^2，S^6 を中心として発病することが多い．画像所見としては，粒状影，結節影，浸潤影，空洞影など多彩な陰影を呈し，これらの病変はしばしば混在する．周囲に気道散布性に進展し，娘病巣（daughter lesion）を認めることもある．

　小児の場合，一次結核に伴う発病のため縦隔リンパ節の腫脹から粟粒結核に進展する場合があり，慎重に検討する必要がある．

c）結核感染の検査

　結核感染の診断は，主として interferon γ release assay（IGRA）が用いられる．IGRA は結核菌特異抗原 ESAT-6 と CFP-10 によりリンパ球を刺激後，産生される IFN-γ 量を測定することにより結核感染を診断する．日本では QuantiFERON TB ゴールドプラス®（QFT-Plus），T-SPOT®.TB の 2 法が保険収載されている．

5. 治療 [7]

　結核治療は，標準化されており，現在の初回治療薬剤感受性結核に対する標準治療は，イソニアジド（isoniazid：INH），リファンピシン（rifampicin：RFP），ピラジナミド（pyrazinamide：PZA）3 剤にエタンブトール（ethambutol：EB）ないしはストレプトマイシン（streptomycin：SM）のいずれかを加えた 4 剤を治療導入期として 2 ヵ月継続し，次に維持期としてINH，RFP を 4 ヵ月継続する 6 ヵ月レジメンであり，以前標準治療 B とされた PZA を含まない治療は標準治療とは称されない．治療期間は，治療 2 ヵ月終了時に菌陽性であったもの，重症例（結核性髄膜炎，広汎空洞型結核など），免疫抑制が生じている場合（Living With HIV，血液

透析など），や，病巣のコントロールが困難な症例（骨関節結核など）では，維持期の治療を3ヵ月延長することが容認されている．

副作用や薬剤感受性検査の結果耐性が認められ INH，RFP が投与できない場合は，結核治療に精通した医師にコンサルトを行い，ケースバイケースで治療方針を決定する．

6. 血痰・喀血

a) 活動性結核 [8]

活動性肺結核における血痰・喀血は，病巣が増大していく過程で空洞を生じるときに主として生じる．結核病巣は宿主の免疫能によって強い滲出性病変をみる場合や緩徐に乾酪病変を形成する場合がある．その病巣に軟化融解が生じ，病巣と気管支が交通し乾酪壊死した内部の排除が生じる．この際に緩徐に空洞化が生じれば乾酪化に伴って肺動脈系の器質化が生じ，出血にいたらないが，空洞壁では気管支動脈系が発達し，残存した肺動脈系の欠陥と吻合を繰り返し，炎症の持続により少量の血痰，喀血をもたらす．病変が急速に増大し空洞が形成された場合，肺動脈系の器質化が生じず，肺動脈が空洞内を走行ないしは露出し，血管外膜返しに陥り動脈瘤の形成にいたる（Rasmussen 動脈瘤）．この動脈瘤の破裂は肺動脈系血管からの大量の空洞内出血を生じる．

抗結核薬投与により早期に菌が排除されれば乾酪壊死層の吸収・瘢痕化が早期に生じ，乾酪層の被包化が生じ，病巣の器質化にいたるため，血痰・喀血の改善に寄与する．

b) 結核後遺症

結核後遺症における血痰・喀血の原因は，結核後遺症自体の病変によるもの，共感染（NTM症，肺アスペルギルス症などの真菌症など）に大別される．共感染は各々別項を参照されたい．

結核後遺症は，先行する肺結核の重症度により多様な後遺症を示す．抗結核薬投与が汎用化された時代の肺結核後遺症（post tuberculosis lung disease：PTLD）として，世界的にも，気管支拡張，閉塞性肺疾患などの気道病変が問題となっている [9]．肺結核病巣の硬化萎縮によって生ずる結核性気管支拡張症は，気管支壁の硬化萎縮を伴うことが多く，粘膜壁には線維性硬化が起こり，血管の拡大が生じ，軽度な刺激によりしばしば血痰をみることがあると報告されている [10]．

7. 予後

歴史的には結核死亡は抗結核薬の汎用化にて激減した．死亡率は1951年までは人口10万人あたり110.3であったが1975年には9.5%，2001年には2.0% [11] となった．近年，結核による死亡率は低下し，死因は不明である．

文献
1) 大楠清文．抗酸菌の同定．抗酸菌検査ガイド2020，日本結核・非結核性抗酸菌症学会（編），南江堂，p.47，2020
2) 結核予防会．新登録結核患者数および罹患率の年次推移．結核の統計2020，結核予防会，p.27，2020
3) 結核予防会．2020年結核登録者情報調査年報集計結果について．結核の統計2021，結核予防会，p.40，2021
4) 厚生労働省．2021年結核登録者情報調査年報集計結果について
5) 日本結核・非結核性抗酸菌症学会 教育・用語委員会．結核症の基礎知識（改定第5版），I 結核症の発生病

理．
https://www.kekkaku.gr.jp/books-basic/pdf/1.pdf
6）日本結核・非結核性抗酸菌症学会用語委員会．結核症の基礎知識（改定第 5 版），Ⅱ結核の診断．
https://www.kekkaku.gr.jp/books-basic/pdf/2.pdf
7）日本結核病学会治療委員会．「結核医療の基準」の改訂—2018 年．結核 2018; **93**: 61-68
8）岩井和郎（編）．喀血源としての空洞．結核病学Ⅰ　基礎・臨床編，結核予防会，p.144，1962
9）Allwood BW, Byrne A, Meghji J, et al. Post-Tuberculosis Lung Disease: Clinical Review of an Under-Recognised Global Challenge. Respiration 2021; **100**: 751-763
10）粟田口省吾．結核性気管支狭窄症と結核性気管支拡張症．気食会報 1953; **4**: 57
11）結核予防会．結核死亡数および死亡率の年次推移．結核の統計 2020，結核予防会，p.25，2020

G. 肺癌

1. 概念

　原発性肺癌は，肺または気管，気管支の上皮細胞に由来して生じる悪性腫瘍であり，病理組織学的に非小細胞肺癌と小細胞肺癌に大きく分けられる．

2. 疫学

　日本での肺癌の罹患数は年々増加傾向にあり，2018 年の罹患数は 122,850 人と報告されている[1]．これは男性では前立腺癌，胃癌，大腸癌に次いで 4 番目，女性では乳癌，大腸癌に次いで 3 番目に罹患数の多い悪性腫瘍であり，男性では 10 人に 1 人，女性では 20 人に 1 人が生涯のうちに肺癌に罹患する計算となる．また，肺癌による死亡数も増加傾向であり，2019 年の肺癌の死亡数は 75,394 人と全癌腫のなかで最も多く，1990 年における死亡数が 36,486 人であったことと比較すると 30 年で約 2 倍に増加している．死亡率に関しても，男性で 10 万人あたり 88.6 人と全癌腫のなかで第 1 位，女性で 10 万人あたり 34.7 人と全癌腫のなかで第 2 位と高い死亡率となっている[2]．

3. 肺癌による喀血の機序

　肺癌における喀血の機序としては，腫瘍内部および周囲の新生血管の増生，腫瘍表層の剥離による血管の露出，腫瘍の壊死，咳嗽による腫瘍への刺激，腫瘍の浸潤による血管と気道の瘻孔形成といった複数の機序が考えられている[3,4]．また，血管新生阻害薬である抗 VEGF（vascular endothelial growth factor）抗体製剤の投与による喀血例[5~7]や，放射線照射による晩期障害として出現した喀血例も報告されており[8,9]，化学療法や放射線療法などの肺癌の治療に伴って喀血が生じうることにも注意する必要がある．喀血の責任血管は，大部分は気管支動脈に由来する血管といわれているが，気管支動脈以外の体血管や肺動脈の破綻に由来する場合もある[10]．

4. 肺癌による喀血の臨床像とその予後

　血痰・喀血は肺癌の主要な症状のひとつであり，7.5～33.0％の患者で診断時に喀血・血痰症状を自覚していたことが報告されている[11~15]．多くは少量にとどまるが，血痰・喀血症状を呈する肺癌患者の 5～10％では大量喀血が生じるとされている[10]．特に扁平上皮癌，空洞病変を有する腫瘍，中枢気道に生じる腫瘍では大量喀血のリスクが高いため[16,17]，これらの病変を有する症例においては大量喀血の可能性を考慮に置きながら診療にあたる必要がある．大量喀血を呈する肺癌の予後は悪く，1987 年の Corey らによると，24 時間で 200 mL 以上の喀血を呈する肺癌患者の死亡率は 59％，24 時間で 1,000 mL 以上の大量喀血を呈する患者の死亡率は 80％であったと報告している[18]．近年になって血管内塞栓術などの止血術の普及により予後は改善傾

向にあるものの，2015 年の Razazi らによると，100 mL 以上の喀血を呈して入院した肺癌患者の生存期間中央値は 4.4 ヵ月，入院生存率と 1 年生存率はそれぞれ 69％，30％であり，また多変量解析では PS 不良例，進行期肺癌，病勢増悪例が予後不良因子であったことが報告されており[10]，依然として予後不良な病態である．

5. 肺癌の診断と治療

原発性肺癌の確定診断には，原則的に気管支鏡検査や CT ガイド下生検などでの病理学的検査が必要である．また，治療方針の決定のために胸腹部 CT，頭部 MRI，FDG-PET/CT や骨シンチグラフィなどの検査を行い，臨床病期を決定する．肺癌の治療には外科的切除，放射線療法，化学療法があり，大きくは臨床病期と組織型により決定される．非小細胞肺癌の場合，臨床病期 I 期または II 期で標準手術が可能であれば外科切除，臨床病期 IV 期の切除不能な症例に対しては化学療法が選択される[19]．III 期肺癌では，個々の症例に応じて外科切除，放射線療法，化学療法を単独あるいは組み合わせた治療法が検討される．小細胞肺癌は限局型と進展型に分けられ，限局型では化学放射線療法，進展型では化学療法が選択され，ごく早期のものを除き外科的切除は選択されない．

6. 肺癌による喀血の出血源の同定・評価

肺癌による喀血の出血源の同定・評価には，胸部 X 線検査，胸部 CT，気管支鏡検査が用いられる．胸部 X 線は簡便で最も侵襲性が低く，低コストであることからまず行うべき検査であるが，喀血の原因検索や出血源の同定にはあまり有用ではなく，あくまでも全体像を把握する意味合いが強いことに留意するべきである．大量喀血患者において，胸部 X 線で出血源を同定できた例は 46％にとどまったとする報告がある[20]．胸部 CT は，侵襲性が低く，対側肺を含めた肺実質や縦隔も評価可能であること，血管内治療や気道インターベンションに必要な血管や気道の解剖学的な情報を得ることもできる点が利点である．一方で，気管支鏡ではベッドサイドでも施行することができ，気道確保や気管支鏡下での止血術，凝血塊の除去などの処置を同時に行うことができる利点があり，個々の症例の状況に応じて単独あるいは組み合わせて用いることが望ましい．大量喀血の出血源の同定において，CT と気管支鏡検査では診断率に特に有意差はみられなかったことが報告されているが（70％ vs. 73％，$p = $ not significant），喀血の原因検索には CT のほうが優れていることが示されており，血痰を呈しかつ胸部 X 線所見が正常であった 270 例のうち，胸部 CT と気管支鏡検査により肺癌と診断された 26 例において，胸部 CT では 96％の症例で診断可能であったのに対し気管支鏡による診断率は 54％にとどまったとする報告がある．そのため，少量の血痰にとどまる例ではまず CT を行い，CT で明らかな原因がわからない場合や中枢気道からの出血が疑われる場合に気管支鏡検査を検討することが望ましい．

7. 肺癌による喀血への対応

喀血量が少なく，バイタルサインが安定している症例ではトラネキサム酸（トランサミン®）やカルバゾクロムスルホン酸ナトリウム水和物（アドナ®）といった止血剤の内服や静脈内投与がよく用いられる．トラネキサム酸の投与に関しては，システマティックレビューかつメタアナリ

シスにおいて，喀血の持続時間の低減（mean difference ＝ －24.61hr，95％CI －35.96～－13.26，$I^2＝0$）や入院日数の短期化（mean difference ＝ －1.94days，95％CI －2.48～－1.40，$I^2＝0$），入院死亡率（risk ratio ＝ 0.78，95％CI 0.72～0.85，$I^2＝0$）において有意差を示し，また血栓症を含む有害事象も増加させなかったと結論づけられているが[21]，カルバゾクロムスルホン酸ナトリウム水和物に関しては明確なエビデンスはないことに留意が必要である．

　喀血量が多い，または喀血が遷延して何らかの介入が必要とされる症例では，気管支動脈塞栓術（bronchial artery embolization：BAE）に代表される血管内塞栓術の有効性を示す報告が近年になって増加している．血管内塞栓術が困難な場合，もしくは無効に終わった場合には，外科的切除や放射線照射が検討されてきたが，大量喀血をきたす症例はもともと手術不能の進行癌であることが多く，侵襲性が懸念されることが多い．その場合には気管支鏡による冷生理食塩水や止血剤の注入による止血が従来試みられてきたが，近年では EWS（Endobronchial Watanabe Spigot）を代表とするシリコン材の充填術が有効であったとする報告がみられており，外科手術が困難な症例では検討する価値があるものと思われる．さらには，気管支鏡で病変を直接確認できるような中枢性病変の場合，血管内治療の代わりに Nd:YAG レーザーやアルゴンプラズマ凝固法を用いた止血を試みることができる．特に喀血だけでなく腫瘍による気道の閉塞などを併発している場合によい適応となるが，高濃度酸素を必要とする症例では発火のおそれがあるため使用できないことに注意が必要である．

文献

1) 国立がん研究センターがん情報サービス「がん統計」（全国がん登録）
https://ganjoho.jp/reg_stat/statistics/stat/summary.html（2021 年 12 月 15 日アクセス）
2) 国立がん研究センターがん情報サービス「がん統計」（人口動態統計）
https://ganjoho.jp/reg_stat/statistics/stat/summary.html（2021 年 12 月 15 日アクセス）
3) Simoff MJ, Lally B, Slade MG, et al. Symptom management in patients with lung cancer: Diagnosis and management of lung cancer, 3rd ed: American College of Chest Physicians evidence-based clinical practice guidelines. Chest 2013; **143**: e455S-e97S
4) Gershman E, Guthrie R, Swiatek K, Shojaee S. Management of hemoptysis in patients with lung cancer. Ann Transl Med 2019; **7**: 358
5) Goto K, Endo M, Kusumoto M, et al. Bevacizumab for non-small-cell lung cancer: A nested case control study of risk factors for hemoptysis. Cancer Sci 2016; **107**: 1837-1842
6) Cho YJ, Murgu SD, Colt HG. Bronchoscopy for bevacizumab-related hemoptysis. Lung Cancer 2007; **56**: 465-468
7) Dansin E, Cinieri S, Garrido P, et al. MO19390 (SAiL): bleeding events in a phase IV study of first-line bevacizumab with chemotherapy in patients with advanced non-squamous NSCLC. Lung Cancer 2012; **76**: 373-379
8) Kimura K, Tomita N, Shimizu A, et al. A case of severe hemoptysis after stereotactic body radiotherapy for peripherally located stage Inon-small cell lung cancer. Jpn J Radiol 2015; **33**: 370-374
9) Hino H, Nakahama K, Ogata M, et al. Emergent salvage surgery for massive hemoptysis after proton beam therapy for lung cancer: a case report. Surg Case Rep 2021; **7**: 98
10) Razazi K, Parrot A, Khalil A, et al. Severe haemoptysis in patients with nonsmall cell lung carcinoma. Eur Respir J 2015; **45**: 756-764
11) Kourlaba G, Gkiozos I, Kokkotou E, et al. Lung cancer patients' journey from first symptom to treatment: Results from a Greek registry. Cancer Epidemiol 2019; **60**: 193-200
12) Walter FM, Rubin G, Bankhead C, et al. Symptoms and other factors associated with time to diagnosis and stage of lung cancer: a prospective cohort study. Br J Cancer 2015; **112** (Suppl 1): S6-S13
13) Xing PY, Zhu YX, Wang L, et al. What are the clinical symptoms and physical signs for non-small cell lung cancer before diagnosis is made? A nation-wide multicenter 10-year retrospective study in China. Cancer Med 2019; **8**: 4055-4069
14) Ruano-Ravina A, Provencio M, Calvo de Juan V, et al. Lung cancer symptoms at diagnosis: results of a nationwide registry study. ESMO Open 2020; **5**: e001021

15) Athey VL, Walters SJ, Rogers TK. Symptoms at lung cancer diagnosis are associated with major differences in prognosis. Thorax 2018; **73**: 1177-1181

16) Miller RR, McGregor DH. Hemorrhage from carcinoma of the lung. Cancer 1980; **46**: 200-205

17) Ito M, Niho S, Nihei K, et al. Risk factors associated with fatal pulmonary hemorrhage in locally advanced non-small cell lung cancer treated with chemoradiotherapy. BMC Cancer 2012; **12**: 27

18) Corey R, Hla KM. Major and massive hemoptysis: reassessment of conservative management. Am J Med Sci 1987; **294**: 301-309

19) 日本肺癌学会（編）．肺癌診療ガイドライン─悪性胸膜中皮腫・胸腺腫瘍含む 2021 年版．https://www.haigan.gr.jp/guideline/2021/（2022 年 1 月 13 日アクセス）

20) Revel MP, Fournier LS, Hennebicque AS, et al. Can CT replace bronchoscopy in the detection of the site and cause of bleeding in patients with large or massive hemoptysis? Am J Roentgenol 2002; **179**: 1217-1224

21) Chen LF, Wang TC, Lin TY, et al. Does tranexamic acid reduce risk of mortality on patients with hemoptysis?: A protocol for systematic review and meta-analysis. Medicine (Baltimore) 2021; **100**: e25898

4. 喀血の診断・処置・治療
Chapter 1 喀血の診断

A. 喀血を呈する患者に対する気管支鏡検査の位置づけ

■ key point

- ●大量喀血時の気道確保時に同時に気管支鏡で内腔観察をすることがある.
- ●凝血塊を安易に除去しない.

■ 解説

　喀血症例 606 例を対象とした前向き研究において, 喀血の原因を診断できたのは CT では 77.3% であったのに対し, 気管支鏡では 48.7%, 両者の併用で 83.9% であったとされる[1]. しかし, 本研究の患者は大量喀血と軽度喀血の両者が含まれており, 大量喀血時において出血側を特定する場合における気管支鏡検査の真の診断能力を過小評価している可能性も指摘されており, 単純に気管支鏡検査の有用性を否定するものではなく, 症例によっては極めて有用である.

　しかし, 気管支鏡検査はどこの施設でも安易に実施できるわけではない. 臨床的に安定した患者に対して気管支鏡検査を優先することで, 出血の局在診断や気管支動脈塞栓術 (bronchial artery embolization：BAE) などの治療を迅速に実施するための CT 検査を遅らせることはあってはならない[2]. したがって, CT などの非侵襲的検査で出血の原因が明らかにならない場合には気管支鏡検査を実施することは有用であるが[3,4], ルーチンで実施すべき検査ではないと考える.

　ただし, 大量喀血時の気道確保時には大口径ワーキングチャネルの軟性気管支鏡や硬性気管支鏡が有用であり[4,5], それと同時に内腔観察を実施することは否定されない. この際に留意すべきことは, 凝血塊により止血が得られている場所を, 安易に除去しないことである.

文献
1) Mondoni M, Carlucci P, Job S, et al. Observational, multicentre study on the epidemiology of haemoptysis. Eur Respir J 2018; **51**: 1701813
2) Davidson K, Shojaee S. Managing Massive Hemoptysis. Chest 2020; **157**: 77-88
3) Ittrich H, Bockhorn M, Klose H, Simon M. The Diagnosis and Treatment of Hemoptysis. Dtsch Arztebl Int 2017; **114**: 371-381
4) Earwood JS, Thompson TD. Hemoptysis: evaluation and management. Am Fam Physician 2015; **91**: 243-249
5) Batra H, Yarmus L. Indications and complications of rigid bronchoscopy. Expert Rev Respir Med 2018; **12**: 509-520

B. 大量喀血に対する初期画像検査としての CTA

■ key point

- 大量喀血に対する初期画像検査として CTA は有用である.
- 塞栓術の対象となる血管を同定できる可能性がある.

■ 解説

　ACR Appropriateness Criteria Hemoptysis [1] からの外挿を行った.

　CT angiography（CTA）は，術前計画を行うにあたり，気管支動脈ならびに非気管支動脈を検出する際に有効であると示されている. Remy-Jardin ら [2] は，気管支動脈塞栓術（bronchial artery embolization：BAE）前の CTA と血管造影検査において，86％の一致率を示した. Hartmann ら [3] の報告によれば，BAE の適応は 26 例で，術前 CTA の情報をもとに，BAE を 24 例に試み，21 例で技術的に成功した. 3 例ではカテーテル挿入に成功しなかった. 異所性 BAE の医原性リスクのため，残りの 2 例では異常血管の外科的結紮術が優先された. Mori ら [4] は，CTA を術前計画に用いることを早くから提唱し，塞栓術を必要とする動脈を決定するうえで，CTA における気管支動脈径が重要な所見であることを示した. Jiang ら [5] は，術前の CTA は，異所性気管支動脈の見落としを避けるのに重要であるとしている. Lin ら [6] も，CTA と従来の血管造影像との高い一致率を報告しており，塞栓した 110 本の動脈のうち 107 本（97％）が CTA で前向きに確認されたと報告している. また，この論文では，CTA は喀血に関与する血管の数を特定するうえでも（図 1），動脈塞栓術の際に合併症のリスクを高める側副血行路やシャントを特定するうえでも有用であることを述べている.

　Khalil ら [7] は，272 人の患者をレトロスペクティブに検討し，そのうち 13 人が肺動脈由来の出血であった. 肺動脈由来の出血を示唆する CTA 所見として，仮性動脈瘤，肺動瘤または空洞の内壁に肺動脈が存在する，をあげており，肺動脈由来の喀血においても CTA が有用であることを示している. Shin らによる研究 [8,9] もまた，塞栓術に先立って肺動脈由来の喀血かどうかを CTA で検出することの重要性について述べられている.

　ルーチンの造影剤投与による CT と CTA の診断上の利点を比較した最近のデータはない. しかし，パネル会議において，日本では大量喀血に対して CTA を撮影し，治療計画を立てることが望ましいという意見が大半であった.

文献
1) Expert Panel on Thoracic Imaging, Olsen KM, Manouchehr-Pour S, Donnelly EF, et al. ACR Appropriateness Criteria® Hemoptysis. J Am Coll Radiol 2020; **17** (5 Suppl): S148-S159
2) Remy-Jardin M, Bouaziz N, Dumont P, et al. Bronchial and nonbronchial systemic arteries at multi-detector row CT angiography: comparison with conventional angiography. Radiology 2004; **233**: 741-749
3) Hartmann IJ, Remy-Jardin M, Menchini L, et al. Ectopic origin of bronchial arteries: assessment with mul-

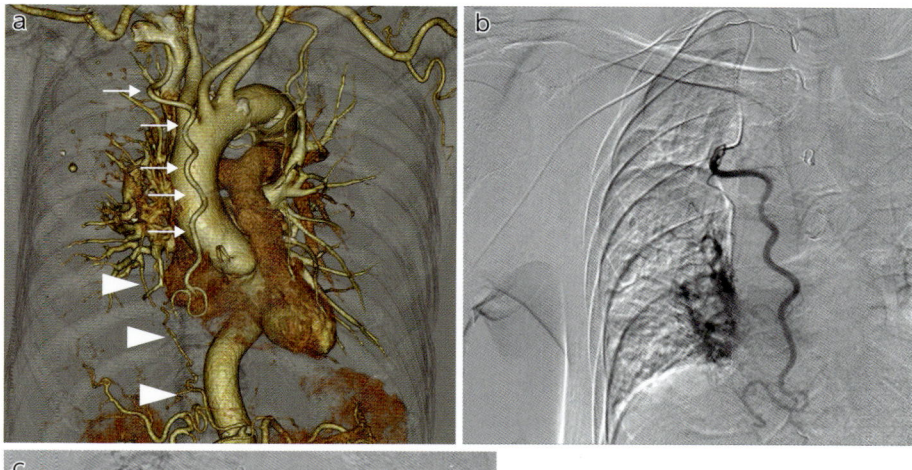

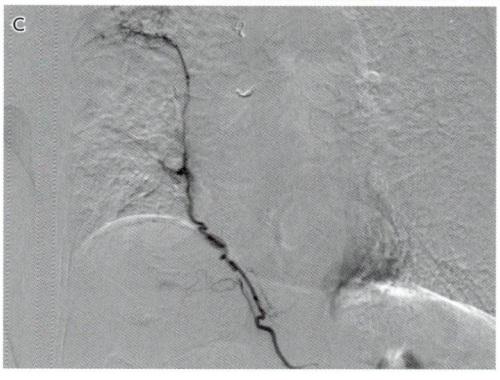

図 1　80 歳代男性．NTM 症による大量喀血

　a：CTA をもとに作成した 3D ボリュームレンダリング像．拡張した右内胸動脈や右下横隔動脈が認められ，これらも喀血の原因血管になっていると考えられる．
　b：右内胸動脈造影．右内胸動脈造影で右下肺野に異常濃染が認められる．
　c：右下横隔動脈造影．右下横隔動脈造影で右中肺野に異常濃染が認められる．

　　tidetector helical CT angiography. Eur Radiol 2007; **17**: 1943-1953

4）Mori H, Ohno Y, Tsuge Y, et al. Use of multidetector row CT to evaluate the need for bronchial arterial embolization in hemoptysis patients. Respiration 2010; **80**: 24-31

5）Jiang S, Sun XW, Yu D, Jie B. Endovascular embolization of bronchial artery originating from the upper portion of aortic arch in patients with massive hemoptysis. Cardiovasc Intervent Radiol 2014; **37**: 94-100

6）Lin Y, Chen Z, Yang X, et al. Bronchial and non-bronchial systemic arteries: value of multidetector CT angiography in diagnosis and angiographic embolisation feasibility analysis. J Med Imaging Radiat Oncol 2013; **57**: 644-651

7）Khalil A, Parrot A, Nedelcu C, et al. Severe hemoptysis of pulmonary arterial origin: signs and role of multidetector row CT angiography. Chest 2008; **133**: 212-219

8）Shin S, Shin TB, Choi H, et al. Peripheral pulmonary arterial pseudoaneurysms: therapeutic implications of endovascular treatment and angiographic classifications. Radiology 2010; **256**: 656-664

9）Shin TB, Yoon SK, Lee KN, et al. The role of pulmonary CT angiography and selective pulmonary angiography in endovascular management of pulmonary artery pseudoaneurysms associated with infectious lung diseases. J Vasc Interv Radiol 2007; **18**: 882-887

C. 少量〜中等量喀血に対する初期画像検査としての CTA

■ key point

- ● 血管塞栓術を実施する前には多く用いられる.

■ 解説

　ACR Appropriateness Criteria Hemoptysis[1] からの外挿を行った.

　主に非大量性喀血の患者における気管支動脈塞栓術（bronchial artery embolization：BAE）の結果を報告した最近の研究では，489 人の非癌患者全員が塞栓術の前に CT angiography（CTA）を受けていた[2]. Ishikawa は，出血した気管支動脈の起始部を検出するために従来用いられていた大動脈造影が，CTA による動脈マッピング情報によって効果的に置き換わったと述べている．非大量喀血の患者において，ルーチンの静脈内造影による胸部 CT の有用性を CTA と比較した最近の研究はない．しかし，パネル会議において，少量〜中等量喀血に対し CTA を撮影し，治療計画を立てることが望ましいという意見が大半であった.

文献

1) Expert Panel on Thoracic Imaging, Olsen KM, Manouchehr-Pour S, Donnelly EF, et al. ACR Appropriateness Criteria® Hemoptysis. J Am Coll Radiol 2020; **17** (5 Suppl): S148-S159
2) Ishikawa H, Hara M, Ryuge M, et al. Efficacy and safety of super selective bronchial artery coil embolisation for haemoptysis: a single-centre retrospective observational study. BMJ Open 2017; **7**: e014805

D. 反復する喀血に対する初期画像検査としての CTA

■ key point

● 血管塞栓術の前処置計画における CTA の有益性が検討されている.

■ 解説

ACR Appropriateness Criteria Hemoptysis [1] からの外挿を行った.

再発性喀血患者における気管支動脈塞栓術（bronchial artery embolization：BAE）の前処置計画における CT angiography（CTA）の潜在的な有益性が検討されている（図 1）. Zhao ら [2] は, 喀血を繰り返す患者において, CTA は従来の動脈造影よりも喀血の原因となる動脈を特定する感度が高いことを示唆した. パネル会議においても, この結果に賛同する意見が大半であった.

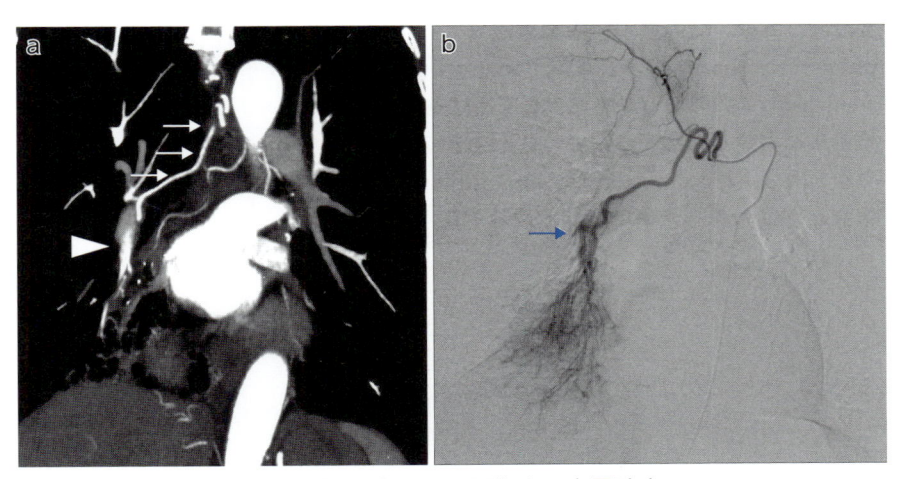

図 1　70 歳代女性. 気管支拡張症による反復する少量喀血
　a：CTA. 拡張した右気管支動脈が認められる（矢印）. 右肺動脈下葉枝（矢頭）は, 右肺動脈中枢側と比較して高吸収を呈していることから体循環肺動脈シャントがあることがわかる.
　b：右気管支動脈造影. 右気管支動脈は拡張蛇行している. 末梢では強い濃染と体循環肺動脈シャント（矢印）が認められる.

文献
1) Expert Panel on Thoracic Imaging, Olsen KM, Manouchehr-Pour S, Donnelly EF, et al. ACR Appropriateness Criteria® Hemoptysis. J Am Coll Radiol 2020; **17** (5 Suppl): S148-S159
2) Zhao T, Wang S, Zheng L, et al. The Value of 320-Row Multidetector CT Bronchial Arteriography in Recurrent Hemoptysis after Failed Transcatheter Arterial Embolization. J Vasc Interv Radiol 2017; **28**: 533-541.e1

E. 特発性喀血症が疑われる患者に対する塞栓術を前提とした血管造影

■ key point

- 血管径のみでは責任血管と判断できないことがあり，血管造影を行わないと得られない異常所見がある．
- 特発性喀血症に対する気管支動脈塞栓術（BAE）の効果は高いとされている．

■ 解説

特発性喀血症患者を対象にした血管造影に関するデータを収集可能な7文献から，血管造影を施行した患者のみの結果を表1に示す[1~7]．対象患者数は9〜50名，総数202例である．治療対象血管は1本強で，気管支動脈拡張（>2mmと定義されていることが多い）（図1）は62.9〜86.0%である．その他の血管造影所見としては，hypervascularization 64.0〜96.2%，systemic-pulmonary shunt 8.0〜77.8%，contrast extravasation 8.0〜15.4%，small or micro bronchial aneurysms 22.9%などが所見としてあげられている．以上の結果を踏まえると，①血管径のみで喀血責任血管と判断できないこと（14.0〜37.1%で血管径は正常），②血管造影を行わないと得られない所見（hypervascularization，contrast extravasation など）があること，の2点から特発性喀血症が疑われる患者に対して血管造影を行うことは，喀血責任血管の同定に有用であると考えられる．

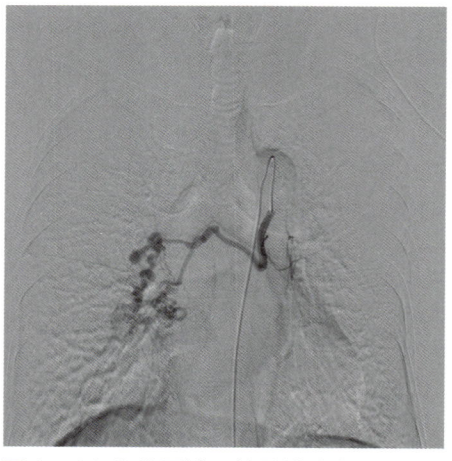

図1 80歳代男性．特発性喀血
気管支動脈造影で右気管支動脈は拡張蛇行している．

表1　論文中の血管造影実施患者例

Year	Authors	Country	Pts	Angiograhic findings		Embolic agent	Technical success	Clinical success	CS interval	Hemoptysis-free rates
2017	Ando ら[1]	Japan	35	Abnormal	100%	Coil	94.3%	N.D.	−	97% median 20 mo.
				Bronchial arterial enlargement	62.9%					
				Hypervascularization	82.9%					
				Small or micro bronchial aneurysms	22.9%					
				Systemic-pulmonary shunt	5.7%					
2017	Lee ら[2]	Korea	26	Abnormal	84.6%	NBCA	100%	100%	24h	95.2% median 60.2 mo.
				Bronchial arterial enlargement	73.1%					
				Hypervascularization	73.1%					
				Systemic-pulmonary shunt	23.1%					
				Pseudoaneurysm or extravasation	0%					
2015	Xia ら[3]	China	9	Hypervascularization	77.8%	N.D.	N.D.	33.3%	N.D.	N.D.
				Systemic-pulmonary shunt	22.2%					
2015	Kervancioglu ら[4]	Turkey	26	Abnormal	100%	PVA	N.D.	100%	< 1mo.	88.5% mean 29.2 mo.
				Bronchial arterial enlargement	69.2%					
				Hypervascularization	96.2%					
				Systemic-pulmonary shunt	15.4%					
				Contrast extravasation	15.4%					
2010	Delage ら[5]	France	21	Hypervascularization	95.2%	N.D.	95.2%	100%	24 h	N.D.
				Contrast extravasation	9.5%					
2009	Menchini ら[6]	France	35	Bronchial arterial enlargement	82.9%	N.D.	97.1%	85.0%	48 h	73.5% > 3 mo.
				Hypervascularization	80.0%					
				Systemic-pulmonary shunt	77.8%					
2007	Savale ら[7]	France	50	Bronchial arterial enlargement	86.0%	N.D.	86.0%	90.7% n = 39/43	Mean 6.2 days	93% mean 47.3 mo.
				Hypervascularization	64.0%					
				Systemic-pulmonary shunt	8.0%					
				Contrast extravasation	8.0%					

Year：published year, Pts：patients, NBCA：n-butyl-2-cyanoacrylate, PVA：polyvinyl alcohol, N.D.：no data, h：hours, mo.：months.

　また，特発性喀血症患者に対する気管支動脈塞栓術（bronchial artery embolization：BAE）の効果は，短期止血率は概ね 85.0〜100％と高く，長期の喀血制御率も高いことが特徴である．

　以上より，参考文献は単施設のレトロスペクティブで症例数が限られる研究のみでありエビデンスレベルは低いものの，血管造影所見を評価し塞栓術を行うことは特発性喀血症患者に対する治療として有用と考えられる．

文献

1) Ando T, Kawashima M, Masuda K, et al. Clinical and Angiographic Characteristics of 35 Patients With Cryptogenic Hemoptysis. Chest 2017; **152**: 1008-1014
2) Lee H, Yoon CJ, Seong NJ, et al. Cryptogenic Hemoptysis: Effectiveness of Bronchial Artery Embolization Using N-Butyl Cyanoacrylate. J Vasc Interv Radiol 2017; **28**: 1161-1166

3) Xia XD, Ye LP, Zhang WX, et al. Massive cryptogenic hemoptysis undergoing pulmonary resection: clinical and pathological characteristics and management. Int J Clin Exp Med 2015; **8**: 18130-18136

4) Kervancioglu S, Bayram N, Gelebek Yilmaz F, et al. Radiological findings and outcomes of bronchial artery embolization in cryptogenic hemoptysis. J Korean Med Sci 2015; **30**: 591-597

5) Delage A, Tillie-Leblond I, Cavestri B, et al. Cryptogenic hemoptysis in chronic obstructive pulmonary disease: characteristics and outcome. Respiration 2010; **80**: 387-392

6) Menchini L, Remy-Jardin M, Faivre JB, et al. Cryptogenic haemoptysis in smokers: angiography and results of embolisation in 35 patients. Eur Respir J 2009; **34**: 1031-1039

7) Savale L, Parrot A, Khalil A, et al. Cryptogenic hemoptysis: from a benign to a life-threatening pathologic vascular condition. Am J Respir Crit Care Med 2007; **175**: 1181-1185

4. 喀血の診断・処置・治療
Chapter 2　喀血症例に対する救急措置

A. 喀血患者に対する気管挿管に用いるデバイス

■ key point

- 太めのシングルルーメンチューブ（SLT）の使用が望ましい.
- ダブルルーメンチューブ（DLT）は胸部外科手術など分離肺換気が必要な場合に考慮する.

■ 解説

　喀血患者の死因は大量出血による循環不全ではなく，上気道閉塞によるものがほとんどとされる[1].　そのため，出血源の同定と根本的止血の前に"確実な気道確保"をすることは特に重要であり，バイタルサインや可能な限りの病歴聴取や身体所見を踏まえ，迅速に気管挿管の適応を判断する.　喀血量は気管挿管を施行するかどうかの判断材料となるが，他の部位の出血と異なり，喀血の場合は出血量が少量であっても酸素化不全や換気不全から循環虚脱に陥ることがある[2].　また，出血量の推測が困難であることが多いため，喀血患者への気管挿管の適応は喀血の量だけでなく，臨床所見を総合的に判断して決める必要がある[3,4].

　喀血患者の気道確保に用いる気管挿管チューブとしては，シングルルーメンチューブ（SLT）とダブルルーメンチューブ（DLT）の2つが主に用いられるが，これらを直接比較した質の高い研究やガイドラインは存在しない.　ここでは，各気管挿管チューブの特徴や利点欠点を整理し，今までに発表された症例報告や総説をもとに解説する.

a) 気管挿管チューブの種類と特徴 （表1・図1）
①シングルルーメンチューブ（SLT）
　喀血に対する緊急気管挿管では時間的猶予がないことが多く，用いる物品類には利便性と即時性が求められる.　そのため，一般的な医師にとって使用頻度が多く準備も容易な点においてSLTは有利である.　また，内径の大きいSLTは挿管後に吸引力の強い広径の気管支鏡が使用でき，気管支鏡施行時の換気の維持やその後の気管支ブロッカー留置や止血処置などが容易になる.　これらの点から，喀血時の第一選択として，なるべく太い内径（例　男性：内径8.5〜9.0 mm，女性：内径8.0〜8.5 mm）のSLT使用が多くの文献で推奨されている[4〜9].　SLT挿入後には，患側肺と健側肺を分離する目的として気管支ブロッカー挿入や片肺挿管が行われる[10].

表 1　喀血患者に用いる気管確保方法の利点欠点

気道確保方法	利点	欠点
SLT ＋片肺挿管	• SLT は，DLT と比べると医師が使い慣れている • SLT は，咽頭痛や嗄声，気管支損傷などの合併症が DLT より少ない • SLT では広径の気管支鏡が使用可能 • 片肺挿管は，気管支ブロッカーや DLT に慣れていない患者でも実施可能	• タンポナーデ効果による止血効果が得られない • 出血側肺に対する処置や，出血した血液のドレナージができない • 右主気管支に留置した場合，右上葉枝も閉塞してしまい無気肺になる • 右主気管支への誘導は盲目的に可能だが，左主気管支への留置は気管支鏡やブジー（GEB），透視などが必要
SLT ＋気管支ブロッカー	• 選択的に出血部位を閉塞することでタンポナーデ効果により止血可能 • SLT は，DLT と比べると医師が使い慣れている • SLT は，咽頭痛や嗄声，気管支損傷などの合併症が DLT より少ない • SLT では広径の気管支鏡が使用可能 • 気管支ブロッカーは，DLT と比べると手技が容易	• 咳嗽反射や頸部の伸展／屈曲による位置異常が起きやすいため筋弛緩薬が必要となることが多い • ブロックした気管支より遠位の血液や喀痰の吸引が困難 • 解剖学的に右上葉のブロックが困難 • 長期留置に向かない
DLT	• 出血部位を直接観察，吸引可能 • 分離肺換気が必要な処置が可能 • 出血側の換気が可能 • 気管支ブロッカーよりも血液をブロックしやすい • 気管支ブロッカーよりも長期使用に耐えうる • 外科手術時にエアリークの有無をチェックしやすい	• 初回留置時の位置異常の頻度が高い • 咳嗽反射や頸部の伸展／屈曲による位置異常が起きやすいため筋弛緩薬が必要となることが多い • 広径の気管支鏡を用いた止血処置ができない • 麻酔科医以外は手技に習熟していない • 気管チューブ径が細いため血餅で閉塞する可能性がある

SLT：シングルルーメンチューブ，DLT：ダブルルーメンチューブ
（文献 4, 6 ～ 9, 12, 16 ～ 19 より作成）

　一般的には気管支ブロッカーを使用することが多いが，気管支ブロッカーの使用ができない場合，もしくは術者が気管支ブロッカーの使用に習熟していない場合は健側肺に対する片肺挿管を行うことを考慮する．片肺挿管にした場合，出血側肺へのアプローチがまったくできなくなること，右の片肺挿管の場合右上葉も閉塞させるリスクがあることに対する注意が必要である [2,3,9,11]．

②ダブルルーメンチューブ（DLT）

　DLT は喀血に対する胸部外科手術などで分離肺換気が必要となる場合などで選択される [12~14]．DLT を挿入することにより患側肺と健側肺を分離し，健側肺の換気を行うことができることに加え，患側肺を虚脱させることで手術の実施が容易となる．しかし，喀血患者に対して DLT を使用した場合，DLT の吸引孔が小さいため太い吸引チューブの使用ができず，血液のドレナージが難しくなることがある．また，止血処置などのために広径の気管支鏡を使用することも困難となる．さらに，DLT は初回留置時の位置異常が 45％ と高頻度であるという報告もある [15]．上記のような理由により，DLT は喀血時の気道確保の第一選択としては推奨されにくい．

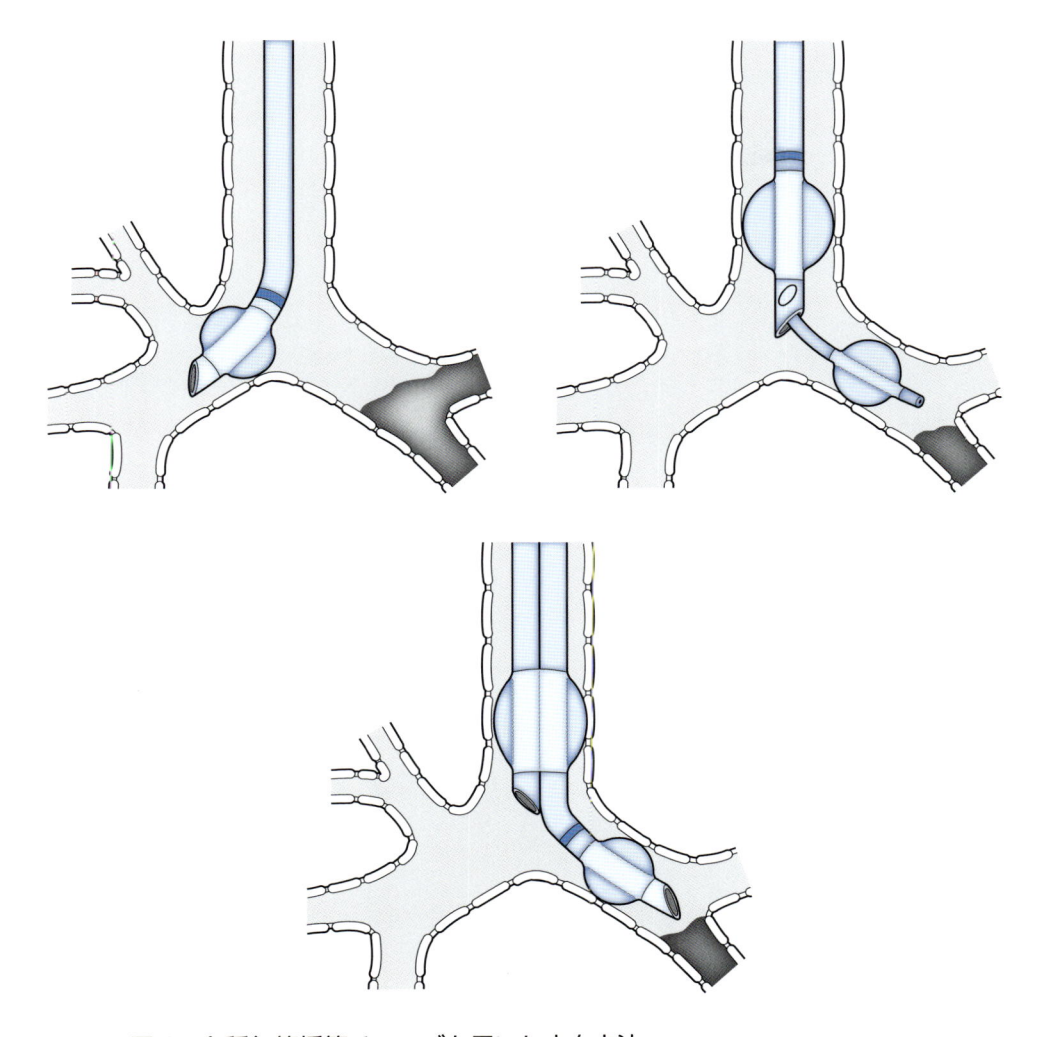

図1　各種気管挿管チューブを用いた止血方法
左上図：シングルルーメンチューブによる片肺挿管
右上図：シングルルーメンチューブ＋気管支ブロッカー
下図：ダブルルーメンチューブ

文献

1）Ittrich H, Bockhorn M, Klose H, Simon M. The Diagnosis and Treatment of Hemoptysis. Dtsch Arztebl Int 2017; **114**: 371-381
2）Charya AV, Holden VK, Pickering EM. Management of life-threatening hemoptysis in the ICU. J Thorac Dis 2021; **13**: 5139-5158
3）Håkanson E, Konstantinov IE, Fransson SG, Svedjeholm R. Management of life-threatening haemoptysis. Br J Anaesth 2002; **88**: 291-295
4）Atchinson PRA, Hatton CJ, Roginski MA, et al. The emergency department evaluation and management of massive hemoptysis. Am J Emerg Med 2021; **50**: 148-155
5）Susanto I. Managing a Patient with Hemoptysis. J Bronchology Interv Pulmonol 2002; **9**: 40-45
6）Davidson K, Shojaee S. Managing Massive Hemoptysis. Chest 2020; **157**: 77-88
7）Kathuria H, Hollingsworth HM, Vilvendhan R, Reardon C. Management of life-threatening hemoptysis. J Intensive Care 2020; **8**: 23
8）Rali P, Gandhi V, Tariq C. Massive Hemoptysis. Crit Care Nurs Q 2016; **39**: 139-147
9）Yendamuri S. Massive Airway Hemorrhage. Thorac Surg Clin 2015; **25**: 255-260

10） 石井仁平，田中信孝，糟谷美有紀ほか．片肺挿管にて救命に成功した外傷性大量気道内出血の1例．日救急医会誌 2005; **16**: 169-174

11） Radchenko C, Alraiyes AH, Shojaee S. A systematic approach to the management of massive hemoptysis. J Thorac Dis 2017; **9** (Suppl 10): S1069-S1086

12） Awad H, Malik O, Hollis K, et al. Bronchial blocker versus double-lumen tube for lung isolation with massive hemoptysis during cardiac surgery. J Cardiothorac Vasc Anesth 2013; **27**: e26-e28

13） 古河奈央，水口真二郎，高濱　誠ほか．気管支肺動脈瘻を誘発した，右上葉管状切除術後吻合部狭窄に対する気管支ステント留置の1例．日呼外会誌 2021; **35**: 712-717

14） 内藤宏道，荒田夕佳，長江正晴ほか．初療時より喀血を認め，緊急手術となった外傷性仮性肺囊胞の1症例．日外傷会誌 2009; **23**: 274-278

15） Klein U, Karzai W, Bloos F, et al. Role of fiberoptic bronchoscopy in conjunction with the use of double-lumen tubes for thoracic anesthesia: a prospective study. Anesthesiology 1998; **88**: 346-350

16） Campos JH. Current techniques for perioperative lung isolation in adults. Anesthesiology 2002; **97**: 1295-1301

17） Pedoto A. How to choose the double-lumen tube size and side: the eternal debate. Anesthesiol Clin 2012; **30**: 671-681

18） Gottlieb M, Sharma V, Field J, et al. Utilization of a gum elastic bougie to facilitate single lung intubation. Am J Emerg Med 2016; **34**: 2408-2410

19） Bora V, Kritzmire SM, Arthur ME. Double Lumen Endobronchial Tubes, Treasure Island (FL), 2022

4. 喀血の診断・処置・治療
Chapter 3　内科的治療

A.　トラネキサム酸の効果

■ key point

- 出血の持続時間や入院期間を短縮する可能性が示唆されている.
- 入院中の院内死亡率を減少する可能性が示唆されている.

■ 解説

　喀血に対するトラネキサム酸の効果についての重要な研究として，1本のコクランレビューとそれより新しい2本のシステマティックレビュー，さらに1本の疫学的研究がある．それぞれを解説したあと，総括する.

　2016年のPrutskyらによるコクランレビュー[1]では，2本のRCT[2,3]を統合している．その結果は，トラネキサム酸投与患者ではプラセボ投与患者に比し，出血時間が有意に短縮され，加重平均差（WMD）は −19.47（95％CI −26.90〜−12.03 時間）だったが，異質性が高かった（I^2＝52％）．トラネキサム酸は，治療開始後7日目に評価された喀血の寛解に影響を与えなかった．本剤の作用機序に起因する副作用は報告されていない．軽度の副作用の発現率は，有効群とプラセボ群で有意差はなかった（OR 3.13，95％CI 0.80〜12.24）としている．結論としては，トラネキサム酸が何らかの原因による喀血の治療に使用されるべきかどうかを判断するには十分なエビデンスがないが，限定的なエビデンスでは，出血の持続時間を短縮する可能性があることが示唆されている，としている.

　2020年のTsaiらによるシステマティックレビュー[4]では，4本のRCT[2,3,5,6]が統合されており，トラネキサム酸投与群と対照群との間で出血期間や喀血の消失に有意差は認められなかったが，出血量とさらなる治療介入リスク，入院期間を減少させた．本システマティックレビューの限界として，対照群を含めた合計症例数が24/46/64/47例といずれも非常に少ないこと，トラネキサム酸投与経路が2本は点滴静注，1本は経口，1本は吸入と様々であることなどがあげられる.

　2021年のChenら（文献1と所属施設が重複）によるシステマティックレビュー[7]では，喀血患者短期死亡率の低下，出血時間の短縮，入院期間の短縮，介入治療の必要性の低下などと，副作用の増加がないことを示した．本研究は，2020年のシステマティックレビューが対象とし

た4本のRCTに1本の疫学研究[8]と1本の症例対照研究[9]を加え primary endpoint を短期死亡としたものであるが，数十例を対象としたシステマティックレビューに，約2万例を対照とした疫学研究を統合している点は統計学的妥当性に議論が生まれる．

2019年の Kinoshita らによる日本の DPC データを用いた喀血疫学的研究[8]は，約1万人のトラネキサム酸群と約1万人の対照群とを傾向スコアマッチング法により解析したもので，トラネキサム酸群で院内死亡が有意に減少し（11.5% vs. 9.0%；95%CI −3.5〜−1.6%），入院期間と入院医療費も有意に減少した．合併症としての血栓塞栓症には有意差がなかった（2.1% vs. 2.3%）．限界は，後ろ向き観察研究であること，DPC 研究ゆえ抗凝固薬投与の対象疾病が正しく記録されていないことなどである．

文献

1）Prutsky G, Domecq JP, Salazar CA, et al. Antifibrinolytic therapy to reduce haemoptysis from any cause. Cochrane Database Syst Rev 2016; **11**: CD008711

2）Ruiz, W. Ácido tranexámico vs placebo en hemoptisis por TBC pulmonar: estudio piloto doble ciego. 1994. PhD Thesis

3）Tscheikuna J, Chvaychoo B, Naruman C, Maranetra N. Tranexamic Acid in Patients with Hemoptysis. J Med Assoc Thai 2002; **85**: 399-404

4）Tsai Y-S, Hsu L-W, Wu M-S, et al. Effects of Tranexamic Acid on Hemoptysis: A Systematic Review and Meta-Analysis of Randomized Controlled Trials. Clin Drug Investig 2020; **40**: 789-797

5）Bellam BL, Dhibar DP, Suri V, et al. Efficacy of Tranexamic Acid in Haemoptysis: A Randomized, Controlled Pilot Study. Pulm Pharmacol Ther 2016; **40**: 80-83

6）Wand O, Guber E, Guber A, et al. Inhaled Tranexamic Acid for Hemoptysis Treatment: A Randomized Controlled Trial. Chest 2018; **154**: 1379-1384

7）Chen L-F, Wang T-C, Li T-Y et al. Does Tranexamic Acid Reduce Risk of Mortality on Patients with Hemoptysis?: A Protocol for Systematic Review and Meta-Analysis. Medicine (Baltimore) 2021; **100**: e25898

8）Kinoshita T, Ohbe H, Matsui H, et al. Effect of tranexamic acid on mortality in patients with haemoptysis: a nationwide study. Crit Care 2019; **23**: 347-356

9）Alberto-Pasco C, Soto A. Asociación Del Ácido Tranexámico a Mortalidad y a Transfusión Sanguínea En Pacientes Con Hemoptisis En El Hospital Hipólito Unanue de Lima, Perú. Rev Peru Med Exp Salud Publica 2014; **30**: 357-358

B. 血痰・喀血患者に対する活動性肺結核の除外

■ key point

- 院内感染予防の観点から，血痰・喀血で搬送された患者に，画像検査に並行して喀血の除外診断を行うことはある．
- 活動性結核患者が血痰・喀血を主訴として来院する頻度は罹患率によって変わる．
- 結核を疑う症状があった場合には除外診断が求められる．

■ 解説

血痰・喀血を訴えた患者について，前向きに，喀痰抗酸菌塗抹・培養・同定検査を行う，行わないという二重盲検検査は行われておらず，システマティックレビューやメタアナリシスは存在していない．したがって，血痰・喀血を呈した患者に対する結核の除外診断についてエビデンスはない．しかし，結核院内感染事例が起こりうる症例が日本に存在していることを鑑みると，除外診断を行うこともあるのが実情である．

現在結核患者は減少し，2022 年の結核罹患率は 8.2 と，結核低蔓延状態が続いている[1]．肺結核患者は 7,454 人，他者への感染源となる喀痰塗抹陽性肺結核患者は 3,703 人，喀痰塗抹陽性肺結核の罹患率は 3.0 と減少傾向である．

肺結核患者の症状として，血痰，喀血は主たる症状であり，特に空洞病変に多いとされる[2]．喀血を有する患者において，どの程度活動性肺結核患者が含まれるかという検討として，2008年から 2012 年のフランスからの報告では喀血症例の 2.5〜3.4％が肺結核患者であり[3]，この時期のフランスの結核罹患率は人口 10 万人あたり約 9 人から 11 人程度であった[4]．香港では 2000年から 2006 年に経験された 251 例の大量喀血例中，活動性肺結核患者は 8.8％であり[5]，この時期の香港の結核罹患率は 10 万人あたり約 90 人から 100 人程度[4] であり，地域の結核罹患率によって，喀血を訴える患者の割合は変化することは明らかである．よって臨床上，活動性結核患者が，血痰・喀血を主訴として来院される頻度は，罹患率とともに減少しつつある．

また，結核患者において喀血を有する患者の割合は，米国では対象 526 例中 20.9％[6]，トルコでは対象 5,480 例中 29％[7] と報告されているが，患者の年齢，免疫能，症状自覚から受診までの期間によって病状・病態が変化するため，日本の結核患者が同様であるとはいえない．現在日本の結核罹患率は 9.2 であり，血痰・喀血を呈する症例はむしろ非結核疾患で多いことが推測される．

一方，肺結核は空気感染であり，肺結核の診断の遅れによる院内感染事件が報告されている．併せて，近年，救急搬送や救急処置室での結核感染の問題が報告されている．また，気管挿管時には塗抹陽性肺結核患者の 249 倍の排菌量があると報告されている[8] ことから，肺結核を疑う症状があった場合は，結核の否定を行うべきではないということは強く否定されるべきである．

表 1 　論文中の死亡例における喀血死の割合

報告者	観察期間	調査対象数	死亡数	喀血死	喀血死／死亡数
白井ら [9]	1984 〜 1988 年		36	0	0.0
久場ら [10]	1989 〜 1993 年		22	2	9.1
大瀬ら [11]	1989 〜 1995 年	325	43	2	4.7
井上ら [12]	1991 〜 1996 年		39	1	2.6
長山ら [13]	1991 〜 1999 年		340	5	1.5
小橋ら [14]	1996 〜 2001 年	264	40	2	5.0
川﨑ら [15]	2005 〜 2007 年		54	0	0.0

　表 1 は日本結核・非結核性抗酸菌症学会の学会誌における原著において，1990 年以降に結核死を取り上げ，結核死について言及した論文のなかで結核を原因とする死亡症例中の喀血死の割合を示す.

文献

1) 厚生労働省. 2022 年 結核登録者情報調査年報集計結果について
2) 岩井龍郎. 肺結核病変部の血管変化並びに血痰，喀血. 改訂結核の病理，結核予防会，p.83-86，1997
3) Abdulmalak C, Cottenet J, Beltramo G, et al. Haemoptysis in adults: a 5-year study using the French nationwide hospital administrative database. Eur Respir J 2015; **46**: 503-511
4) World Health Organization: Grobal TB Report 2020
5) Chan VL, So LK, Lam JY, Lau KY, et al. Major haemoptysis in Hong Kong: aetiologies, angiographic findings and outcomes of bronchial artery embolization. Int J Tuberc Lung Dis 2009; **13**: 1167-1173
6) Miller LG, Asch SM, Yu EI, et al. A population-based survey of tuberculosis symptoms: how atypical are atypical presentations? Clin Infect Dis 2000; **30**: 293-299
7) Aktoğu S, Yorgancioglu A, Cirak K, et al. Clinical spectrum of pulmonary and pleural tuberculosis: a report of 5,480 cases. Eur Respir J 1996; **9**: 2031-2035
8) Catanzaro A. Nosocomial Tuberculosis. Am Rev Respir Dis 1982; 125: 559-562
9) 白井敏博，佐藤篤彦，千田金吾ほか. 宿主側要因からみた活動性肺結核患者の死因の検討. 結核 1990; **65**: 397-405
10) 久場睦夫，仲宗根恵俊，宮城　茂ほか. 活動性肺結核患者における死亡症例の臨床的検討. 結核 1996; **71**: 293-301
11) 大瀬寛高，斉藤武文，渡辺定友ほか. 診断後 1 年以内に死亡した肺結核症例の臨床的検討. 結核 1997; **72**: 499-504
12) 井上哲郎，池田宣昭，倉澤卓也ほか. 当院における最近 3 年間の肺結核死亡例の検討. 結核 1998; **73**: 507-511
13) 長山直弘，益田公彦，高田若菜ほか. 当院における肺結核症の死因分析. 結核 2001; **76**: 1-8
14) 小橋吉博，松島敏春，沖本二郎ほか. 活動性肺結核の治療中に死亡した症例の臨床的検討. 結核 2002; **77**: 771-775
15) 川﨑　剛，佐々木結花，西村大樹ほか. 死亡退院した肺結核症例 52 例の検討. 結核 2009; **84**: 667-673

C. CTで発見された気管支動脈瘤（BAA）や気管支動脈蔓状血管腫（RHBA）に対する治療の考え方

■ key point

- 喀血や縦隔血腫などの有症状例では，気管支動脈塞栓術（BAE）・胸部大動脈ステントグラフト内挿術（TEVAR）・外科手術などの治療方法が選択されることが多い．
- 基礎疾患を有する気管支動脈瘤（BAA）の場合，無症候であっても喀血リスクが高いため治療介入が望ましい．その場合，血管塞栓術が選択されることが多い．
- 他臓器の動脈瘤では瘤径とともに破綻のリスクが高くなるのが一般的である．BAA について破裂の有無別で瘤径を評価した研究では，未破綻 BAA と比較し破綻した BAA のほうで瘤径が小さかったとの報告がある．瘤径のみで破綻のリスクを評価することは困難といえる．
- 対象患者の年齢，併存疾患，呼吸器基礎疾患に伴う喀血のしやすさ，認知能力や ADL，心肺機能を中心とした耐術能などを評価し，患者本人の意向を尊重のうえ，呼吸器内科医・呼吸器外科医ならびに IVR 医が協議のうえで治療方針を決定する必要がある．

■ 解説

　気管支動脈瘤（bronchial artery aneurysm：BAA）ならびに気管支動脈蔓状血管腫（racemose hemangioma of the bronchial artery：RHBA）の診断や治療に関して，まれな疾患ゆえ，文献的に症例報告や 5 例以下の case series による報告がほとんどであり，診断や治療に関するエビデンスに乏しい領域である．喀血や縦隔血腫などの BAA あるいは RHBA 破綻に伴う有症状例に関しては窒息やショックなどの生命予後に直結する状態であることから，気管支動脈塞栓術（bronchial artery embolization：BAE）・胸部大動脈ステントグラフト内挿術（TEVAR）・外科治療などによる介入が一般的に妥当といえる．

　一方で胸部異常陰影，他の呼吸器病態あるいは上部消化管異常（食道粘膜下腫瘍[1] や心窩部痛[2]）などの精査中に，偶然 BAA や RHBA が発見される例も散見される．San Norberto ら[3] は，1976〜2017 年における自験例 1 例を含めた 108 例の BAA 報告例のレビューを行い，喀血 30.5%・胸痛 9.3%・縦隔血腫 8.3%といった自覚症状や所見を認める一方で，11 例（10%）が無症状であったと報告している．また，喀血専門治療施設における 20 症例 26 個の BAA に対して金属コイルによる BAE を行った Omachi らの報告[4] では，重症と考えられる 200 mL/日以上の大量喀血 11 例（55%）と縦隔血腫 1 例（5%）を認めたのに対し，無症状例は 1 例（5%）のみであった．一般的に無症候性 BAA は BAA 全報告例の 5〜10%を占めていると推測される．

　無症候性 BAA や RHBA に関し，喀血にかかわる画像診断の欧米のガイドライン[5,6] においても，その治療方針に関しての記載はない．併存する呼吸器疾患の視点に立つと前述の San Norberto ら[3] の報告のとおり，BAA の基礎疾患として気管支拡張症 19.4%・肺真菌症などの呼吸

器感染症 9.3％・結核 3.7％を合併しており，これらの疾患では喀血をきたしやすいため，積極的な介入が望まれる．介入方法としては，血管内治療 66.7％に対して開胸手術 19.1％で，治療成功率は前者が 93.1％に対して後者が 90.0％であり同様の治療成績であった．また，血管所見の視点に立つと前述の Omachi らの報告[4]において，破綻した BAA 6 個と非破綻 BAA 20 個の瘤径の比較では，前者平均 5.4 mm（IQR 4.8〜7.3）に対して後者平均 9.0 mm（IQR 7.2〜13.9）であり，破綻 BAA が非破綻 BAA に比べて瘤径が小さい傾向が認められた．出血の影響で破綻後の動脈瘤径は破綻前に比べると小さくなることが予想されるが，概ね 5 mm 以上の BAA では喀血のリスクがあることに注意を払う必要がある．

　以上より現状においては，治療方針（介入を行うか，経過観察を行うのか）やその方法（血管塞栓術と外科治療）について，出版バイアスなどに注意しながら過去の文献を参考にしつつ，対象患者の年齢，併存疾患，呼吸器基礎疾患に伴う喀血のしやすさ，認知能力や ADL，心肺機能を中心とした耐術能などを評価し，患者本人の意向を尊重のうえ，呼吸器内科医・呼吸器外科医ならびに IVR 医が協議のうえで治療方針を決定する必要がある．一般的に積極的な治療介入にあたってはより低侵襲である BAE などの IVR が優先されるが，血管造影所見（NBCA などの液状塞栓物質の使用が必要な状況下での PA/PV シャントの有無）と血管異常の程度を考慮し血管内治療が不適切と判断される場合には，IVR から開胸手術への移行を柔軟に検討すべきである．

文献

1) Takano R, Matsutani T, Hagiwara N, et al. Racemose hemangioma of the bronchial artery mimicking esophageal submucosal tumor: a case report. Clin J Gastroenterol 2020; **13**: 1022-1027

2) Hayashi K, Hanaoka J, Kita Y. Bronchial artery aneurysm presenting with epigastric pain that improves with vomiting. Respirol Case Rep 2022; **10**: e0960

3) San Norberto EM, García JU, Montes JM, Vaquero C. Endovascular treatment of bronchial aneurysms. J Thorac Cardiovasc Surg 2018; **156**: e109-e117

4) Omachi N, Ishikawa H, Nishihara T, et al. Bronchial Artery Aneurysm: Prevalence, Clinical Characteristics, and Long-Term Prognosis Following Bronchial Artery Embolization. J Vasc Interv Radiol 2022; **33**: 121-129

5) Expert Panel on Thoracic Imaging, Olsen KM, Manouchehr-Pour S, Donnelly EF, et al. ACR Appropriateness Criteria® Hemoptysis. J Am Coll Radiol 2020; **17** (5 Suppl): S148-S159

6) Kettenbach J, Ittrich H, Gaubert JY, et al. CIRSE Standards of Practice on Bronchial Artery Embolisation. Cardiovasc Intervent Radiol 2022; **45**: 721-732

4. 喀血の診断・処置・治療
Chapter 4　外科的治療

A. 喀血に対する手術適応

■ key point

- 大量喀血の場合，手術適応の判断は外科医の経験によるところが大きい．
- 出血源や基礎疾患によって手術適応が変わってくる．
- 片側肺からの出血が明らかで，かつ出血のコントロールが困難な場合，救命のため早期の外科医へのコンサルトが望ましい．

■ 解説

　喀血症例における手術適応の判断では，外科医へのコンサルテーションが必要な喀血かどうかの判断が重要である．大量喀血症例では，術前精査を行うことが難しく，手術適応の判断は，それまでの病歴と外科医の経験によるところが大きい（表 1）．Endo らは，出血源が，①CT 上で空洞形成しているもの，②血管造影で多数の流入血管を認めるもの，③アスペルギルス感染を疑う菌球を認めるもの，では手術を考慮するとしている[1]．良性疾患による大量喀血 53 症例についての検討では，①50 歳以上の症例，②高血圧症を伴う症例，③入院時ヘモグロビンが 10 g/dL 未満の症例，④大量喀血前の予兆の有無，が緊急手術を予測する因子とされ，これらの因子を有し，アスペルギルスの菌球，肺結核，肺膿瘍などを認める症例では，早期の外科的切除が予後を改善すると報告している[2]．

表 1　大量喀血時の手術適応判断

手術を積極的に考慮すべき疾患	手術適応の判断が難しい疾患
1. 胸腔内血管損傷例	1. 複数の呼吸器疾患を有する症例
2. 動静脈奇形	2. 活動性肺結核
3. 気管支動脈瘤からの出血	3. 囊胞性線維症
4. 感染を伴う空洞性病変	4. 複数の動静脈奇形の存在
5. 気管支動脈塞栓が困難な症例	5. 広範な気管支拡張症
	6. びまん性肺胞出血

　また，ステント留置などに伴う気管腕頭動脈瘻による出血など，出血源が明らかで大量出血が予想される場合には，早期の外科医へのコンサルテーションが必要である．

文献

1) Endo S, Otani S, Saito N, et al. Management of massive hemoptysis in a thoracic surgical unit. Eur J Cardiothorac Surg 2003; **23**: 467-472
2) Ayed A. Pulmonary resection for massive hemoptysis of benign etiology. Eur J Cardiothorac Surg 2003; **24**: 689-693

B. インターベンションか手術かの選択

■ key point

- 血管カテーテルによる気管支動脈塞栓術（BAE）をはじめとしたインターベンション技術の進歩により，緊急手術が必要となる症例は減少している．
- コントロール困難な大量喀血時には外科的切除が生命予後を改善させることも覚えておくべきである．

■ 解説

　全身状態が著しく不良であり，手術に適さない症例では，出血のコントロールに血管塞栓術や気管支鏡インターベンションが有用である．近年では，脈管カテーテル治療技術の向上により多数の流入血管塞栓術成功例も報告されている．しかし，病変に複数の流入血管を認める症例では，再出血のリスクが高く，血管塞栓術後でも手術を考慮する必要がある．内科的治療のみで加療し，その後，再度大量喀血をきたした症例の死亡率は高く，外科的切除のタイミングに注意を要する．最近の検討では，大量喀血症例に対する適切に選択された緊急肺切除は有用であり，また気管支動脈塞栓術（bronchial artery embolization：BAE）によって一時的に出血をコントロールし，その後，二期的に手術を行う治療も，効果的であることが報告されている[1]．大量喀血時には関連する複数の診療科およびメディカルスタッフが密接に連携して，適切に対応することが重要である．

文献
1) Alexander GR. A retrospective review comparing the treatment outcomes of emergency lung resection for massive haemoptysis with and without preoperative bronchial artery embolization. Eur J Cardiothorac Surg 2014; **45**: 251-255

C. 手術適応を判断するタイミング

■ key point

- 基礎疾患によっては手術療法がよい適応となるが，術後合併症や生命予後の観点から，緊急手術はなるべく避け，待機手術を考慮する．
- 喀血に対する手術の合併症は約 26％，手術死亡は 6.5％という報告がある．

■ 解説

　気管・気管支から末梢肺にいたる下気道由来の出血は血痰や喀血という症状によって現れ，その多くは少量の喀血のみで自然に止血される程度のものであるが，約 1.5％と頻度は低いものの，生命を脅かす可能性のある大量喀血を生じることもある[1]．気道内出血の原因は様々であるが，直ちに手術を考慮しなければならない病態は，①気管腕頭動脈瘻による喀血，②肺動脈の破綻による喀血，③カテーテル治療が奏効しない肺動静脈瘻，④アスペルギルス症に伴う喀血，⑤外傷による喀血，⑥大動脈瘤の破綻や気道との瘻孔による喀血などである．大量喀血をきたす可能性のある要注意疾患には，気管支拡張症，活動性肺結核，囊胞性線維症，多発肺動静脈瘻，びまん性肺胞出血，悪性腫瘍（甲状腺癌，肺癌，食道癌など）など，待機的手術では手術適応とならない呼吸器基礎疾患が含まれており，詳細な病歴の聴取とともに慎重に手術適応を判断することが重要である．気管支動脈塞栓術（bronchial artery embolization：BAE）や気管支充填術（EWS）などの局所療法（経脈管もしくは経気道治療）に対して不応性の病態においても手術適応の判断が必要となる．

　大量喀血に対する手術合併症としては，膿胸，気管支胸膜瘻（気管支断端瘻），術後肺胞出血，肺梗塞，急性・慢性呼吸不全，創部感染，血胸などが報告されており，緊急手術の場合には膿胸および気管支断端瘻の発症頻度がそれ以外と比較し高い[2]．また，大量輸血を要した症例や肺結核症例，術後再挿管，ICU 管理を要した症例では合併症発症頻度が高いと報告されている[3,4]．最近では手術技術の進歩により，以前と比較して手術死亡は大きく減少しているものの，可能な限り緊急手術は避け，待機的手術を選択すべきであろう[4]．なお 2015 年の報告では，手術合併症は約 26％，手術死亡は 6.5％という報告がある[5]．

文献

1) Jones DK, Davis RJ. Massive haemoptysis. BMJ 1990; **300**: 889-890
2) Alexander GR. A retrospective review comparing the treatment outcomes of emergency lung resection for massive haemoptysis with and without preoperative bronchial artery embolization. Eur J Cardiothorac Surg 2014; **45**: 251-255
3) Ayed A. Pulmonary resection for massive hemoptysis of benign etiology. Eur J Cardiothorac Surg 2003; **24**: 689-693
4) Pekçolaklar A, Çitak N, Aksoy Y, et al. Surgery for Life-Threatening Massive Hemoptysis; Does the Time of Performed Surgery and the Timing of Surgery Affect the Rates of Complication and Mortality? Indian J Surg 2022; **84**: 149-156
5) Kiral H, Evman S, Tezel C, et al. Pulmonary resection in the treatment of life-threatening hemoptysis. Ann Thorac Cardiovasc Surg 2015; **21**: 125-131

D. 肺アスペルギルス症患者の喀血治療としての手術

■ key point

- ●気管支動脈塞栓術が奏効しなかった症例において手術は有効な治療法のひとつ.
- ●基本は葉切除となるが, 病変が小さい場合には区域切除や楔状切除も可能.
- ●耐術能のない症例に対する空洞切開術や胸郭形成術, 充填術などの報告もある.

■ 解説

　喀血は肺アスペルギルス症で最も多くみられる症状のひとつであり, アスペルギルス感染によって増生した血管が侵食されることにより喀血をきたす[1]. 出血源は気管支動脈系が90%以上を占め, 10%未満が肺動脈由来の出血であるため, 急性期には気管支動脈塞栓術 (bronchial artery embolization：BAE) がまず試みられる[2]. 肺アスペルギルス症の手術では, 胸腔内の強固な癒着や血管増生による易出血性から手術合併症や手術関連死のリスクが高く, 手術適応は大量喀血や重症喀血を繰り返す症例に限定されるという考えもあったが[3], 手術手技やデバイスの進歩により, リスクは高いものの以前よりは安全に手術を行うことが可能となり, 生命を脅かす大量喀血を予防する目的で喀血する前に手術を行うという考え方もある[2]. BAE が奏効しなかった症例において, 手術は最も効果的な治療法のひとつであり, 術式は葉切除が基本であるが, 病変が小さい場合には区域切除もしくは楔状切除も可能である[1,2]. 耐術能のない症例に対しては, 空洞切開術および胸郭形成術[4] や充填術[5] などの方法が試みられ有効であったとする報告もある.

文献

1) Harmouchi H, Sani R, Issoufou I, et al. Pulmonary aspergilloma: from classification to management. Asian Cardiovasc Thorac Ann 2020; **28**: 33-38
2) Babatasi G, Massetti M, Chapelier A, et al. Surgical treatment of pulmonary aspergilloma: current outcome. J Thorac Cardiovasc Surg 2000; **119**: 906-912
3) Faulkner SL, Vernon R, Brown PP, et al. Hemoptysis and pulmonary aspergilloma: operative versus non-operative treatment. Ann Thorac Surg 1978; **25**: 389-392
4) Giang NT, Dung LT, Hien NT, et al. Hemoptysis from complex pulmonary aspergilloma treated by cavernostomy and thoracoplasty. BMC Surg 2019; **19**: 187
5) Giang NT, Dung LT, Hien NT, et al. Plombage for Hemoptysis Control in Pulmonary Aspergilloma: Safety and Effectiveness of Forgettable Surgery in High-Risk Patients. Ann Thorac Cardiovasc Surg 2021; **27**: 10-17

E. 喀痰塗抹陽性肺結核患者の中等量以上の喀血に対する各種治療の介入

■ key point

- 感染管理上の注意を払ったうえで気管支動脈塞栓術（BAE），外科切除などによる治療を考慮すべきである.
- 手術を実施する場合，病変の取り残しによる空洞性病変再発を防ぐため，肺葉切除術が基本となる.

■ 解説

　喀血は活動性結核および陳旧性結核のいずれにおいてもよくみられる症状のひとつであり，空洞性病変の進展による気管支動脈系もしくは肺動脈系の脈管が破綻することにより喀血を生じる．肺結核に伴う喀血症例では，気管支拡張症や気管支結石，肺真菌症（肺アスペルギルス症）を合併していることも多い．肺結核に伴う喀血においても，気管支動脈塞栓術（bronchial artery embolization：BAE）がまず試みられるが，空洞性病変を有する肺結核に対する治療は他の良性疾患に対する BAE の成功率よりも低いことが報告されている[1]．肺結核による喀血の原因は空洞性病変であり，空洞性病変の切除は喀血に対する根本治療となる．このため，肺結核による喀血症例における手術では，病変の取り残しによる空洞性病変の再発を防ぐため，肺葉切除が基本である[2,3]．手術のタイミングについては，他の喀血に対する手術と同様に緊急手術における合併症発症率は高く，他のインターベンション治療により極力待機的手術とすることが望ましいが，生命に危険を及ぼす大量喀血の可能性を考慮して，空洞性病変を有する肺結核症例では予防的に外科的切除を考慮するという考えもある[3,4]．

文献
1) Halezeroğlu S, Okur E. Thoracic surgery for haemoptysis in the context of tuberculosis: what is the best management approach? J Thorac Dis 2014; **6**: 182-185
2) Erdogan A, Yegin A, Gürses G, Demircan A. Surgical management of tuberculosis-related hemoptysis. Ann Thorac Surg 2005; **79**: 299-302
3) Brik A, Salem AM, Shoukry A, Shouman W. Surgery for hemoptysis in various pulmonary tuberculous lesions: a prospective study. Interact Cardiovasc Thorac Surg 2011; **13**: 276-279
4) Zhang Y, Chen C, Jiang GN. Surgery of massive hemoptysis in pulmonary tuberculosis: immediate and long-term outcomes. J Thorac Cardiovasc Surg 2014; **148**: 651-656

F. 喀血に対する手術術式決定方法

■ key point

- 喀血に対する基本的な手術術式は肺葉切除である.
- 手術死亡に関連する予後因子は，高齢，広範囲切除，腎不全やサルコイドーシスなどの基礎疾患の存在，細菌感染症の合併，肺膿瘍もしくは肺内壊死性病変の存在であった.
- 待機的手術が可能な場合には手術アプローチや切除範囲を詳細に検討したうえで，胸腔鏡下手術や縮小手術の選択も考慮される.

■ 解説

　喀血に対する初期対応で最も重要な点は呼吸・循環の状態を安定化させることであり，最初に選択する治療は気管支動脈塞栓術（bronchial artery embolization：BAE）をはじめとするインターベンション治療である[1]. しかし，これらのインターベンション治療が奏効しないもしくは喀血を繰り返す症例では，手術による責任病変の切除が考慮され，待機手術として施行することが望ましい[2].

　過去の米国におけるデータベース解析では，1999 年から 2009 年までの 10 年間に喀血に対して施行された手術で最も多かった術式は肺葉切除術であった[3]. 手術死亡に関連する予後因子は，高齢，広範囲切除，腎不全やサルコイドーシスなどの基礎疾患の存在，細菌感染症の合併，肺膿瘍もしくは肺内壊死性病変の存在であった[3]. 近年では手術技術の進歩によって，呼吸器外科領域ではより低侵襲なアプローチが一般的となっており，待機的手術が可能な良性疾患による喀血症例においては手術アプローチや切除範囲を詳細に検討することにより，縮小手術（区域切除や楔状切除）や胸腔鏡下手術を選択することで，術後合併症が減少するという報告もある[4].

■ 症例：喀血に対する手術症例

a) 患者の基礎情報

　60 歳代女性. 右肺癌に対して右 S^6 区域切除を施行された既往がある. 左下葉を中心に気管支拡張症を認め，喀痰培養では NTM が検出されていた.

b) 現症

　気管支拡張症は緩徐に進行し，同部位で肺炎を繰り返すようになった. 感染のたびに喀血を認め，BAE を繰り返し施行したものの，喀血の再発を繰り返した. また，NTM 症に対する治療薬の反応も乏しかったため，左下葉切除を行う方針となった.

c) 治療

　左肺下葉切除術

d）画像

図1～4 に示す.

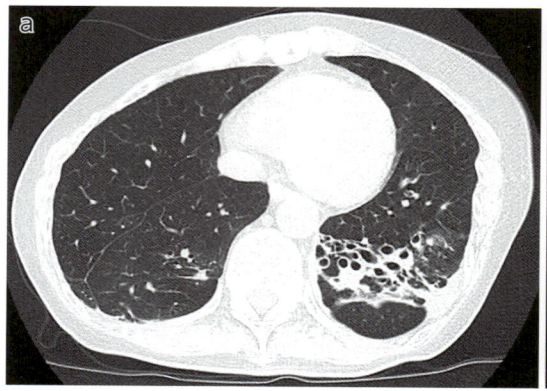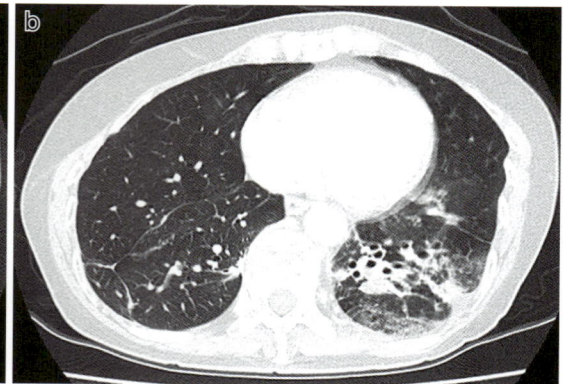

図1 胸部CT
a：胸部CTでは，左下葉に高度な気管支拡張像を認めた.
b：喀血時には周囲に血液の吸引像を認めた.

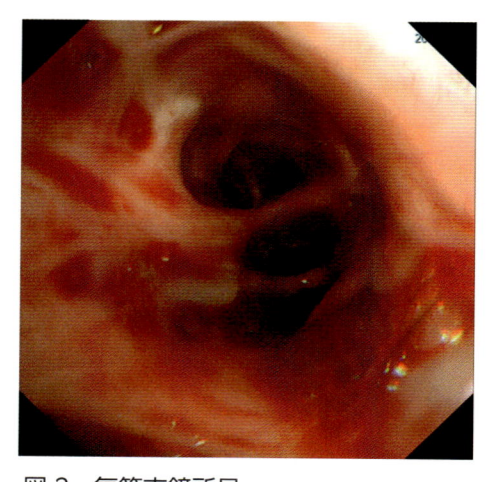

図2 気管支鏡所見
　気管支鏡検査では，左下葉の底幹支からの血液流出を認めた.

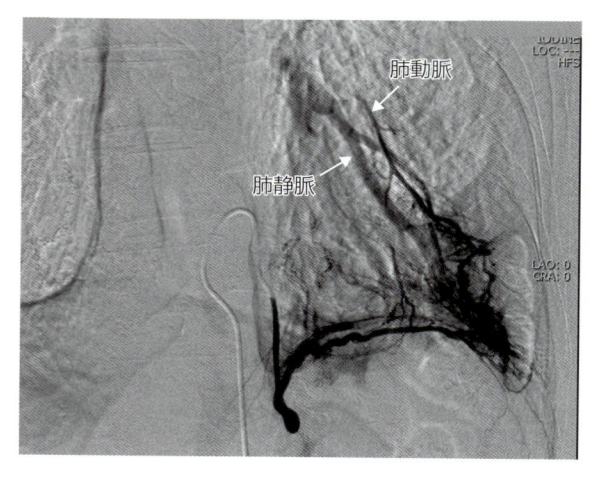

図3 血管造影
　左下横隔動脈の造影では，下横隔動脈の拡張と蛇行を認め，炎症性血管増生を介して肺動脈および肺静脈との交通が確認された.

e）経過

　病理組織検査では，黄色斑状結節と高度な気管支拡張を認めた. 黄色結節は乾酪壊死巣であり，肉眼的病巣以外にも顕微鏡的な乾酪壊死性肉芽腫を確認した. 肺には新旧様々な病巣が散在し，抗酸菌感染による慢性炎症と考えられた.

　左下葉切除後は喀血が消失し，まれに残存する右下葉に肺炎を発症することもあるが，QOLは改善した.

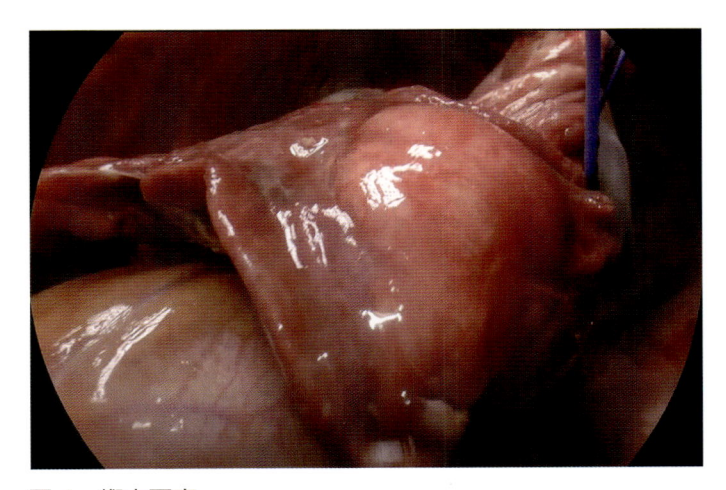

図 4　術中写真
　左下葉周囲には炎症による癒着を認め，左下葉は繰り返す炎症により含気が乏しく萎縮していた．

文献
1) Alexander GR. A retrospective review comparing the treatment outcomes of emergency lung resection for massive haemoptysis with and without preoperative bronchial artery embolization. Eur J Cardiothorac Surg 2014; **45**: 251-255
2) Yendamuri S. Massive Airway Hemorrhage. Thorac Surg Clin 2015; **25**: 255-260
3) Paul S, Andrews W, Nasar A, et al. Prevalence and outcomes of anatomic lung resection for hemoptysis: an analysis of the nationwide inpatient sample database. Ann Thorac Surg 2013; **96**: 391-398
4) Yun JS, Song SY, Na KJ, et al. Surgery for hemoptysis in patients with benign lung disease. J Thorac Dis 2018; **10**: 3532-3538

4. 喀血の診断・処置・治療
Chapter 5　内視鏡治療

A. 腫瘍による喀血に対する治療としての気管支鏡インターベンション

■ key point

- 喀血に対し気管支鏡を実施する際には十分な知識および経験を有する医療スタッフの存在が重要.
- 硬性鏡の使用が効果的であるが経験と技能が必要.
- 氷生理食塩水やエピネフリン・トロンビンなどの気道内投与や，バルーン留置，EWS充填，焼灼術など，様々な方法があるが，出血点の位置や対象領域によりインターベンション手技の選択が異なる.

■ 解説

　喀血に対する気管支鏡は，出血源の同定や責任気管支もしくは肺区域・肺葉の同定において有用であり，喀血に対する初期対応のひとつとして CT 検査とともに考慮すべき手技であるが[1]，喀血時の気管支鏡を安全かつ効果的に施行するには，医療スタッフの十分な知識および経験が重要である．特に大量喀血時には凝血塊を除去して気道をクリアに保ち，患側と健側の気道を分離するうえで硬性鏡の使用が効果的であるが，大量喀血時の硬性鏡手技には十分な経験と技能が求められる[2]．

　喀血に対する治療的気管支鏡インターベンションには，①氷冷生理食塩水の気道内注入，②エピネフリン気道内散布，③トロンビン気道内散布，④気道内バルーン留置による気道閉塞，⑤気管支塞栓術（EWS充填），⑥アルゴンプラズマ凝固法（APC）や高周波による出血点の焼灼などがあり，出血点がどこにあるのか（可視可能かどうか）や，治療対象領域はどこか（亜区域レベル，区域レベル，もしくは肺葉レベル）などにより，治療を選択して行う[2]．

■ 症例：腫瘍による喀血に対する治療としての気管支鏡インターベンション

a) 患者の基礎情報
80歳代女性

b) 現症

　肺腺癌，pT2aN0M0 に対して右上葉切除術を受けたが喀血を主訴に来院．BFS 所見から気管内に再発を認めた．患者は同部位に対する局所治療として BAE および放射線治療（60Gy/30Fr）を受けたが，6 ヵ月後に喀血は再燃．BFS では気管内に再再発を認めた．

c) 治療

　腫瘍を局所制御することで喀血を制御することを目的として，経気管支鏡下クライオアブレーションを実施した．

d) 画像

　図 1 に示す．

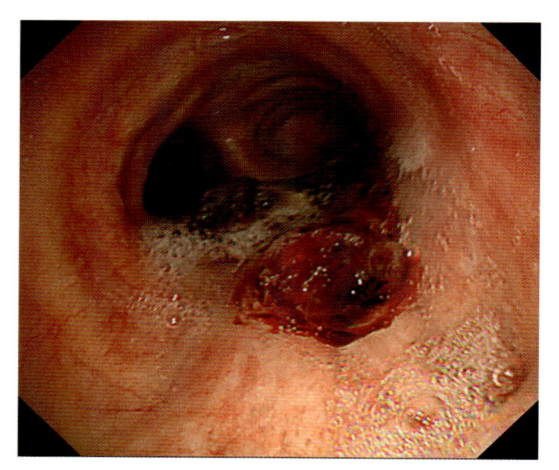

図 1　再再発時の気管支鏡所見
1st carina 直前の気管支上皮に出血を伴う腫瘤を認める．

e) 経過

　複数回のクライオアブレーションにて腫瘍の根治を行った（図 2）．

　気道に露出する腫瘍からの喀血に対しては，腫瘍に対するアブレーション療法が有用である．古典的には APC などによる熱を利用したアブレーションが多く使われるが，近年はクライオアブレーションといった凍結作用を利用したものも報告されつつある[3]．

文献

1) Davidson K, Shojaee S. Managing Massive Hemoptysis. Chest 2020; **157**: 77-88
2) Sakr L, Dutau H. Massive hemoptysis: an update on the role of bronchoscopy in diagnosis and management. Respiration 2010; **80**: 38-58
3) Hamakawa M, Niwa T, Fukuda Y, et al. Transbronchial Cryoablation as Local Treatment for Central Airway Malignant Tumor. Respiration 2024; **103**: 587-592

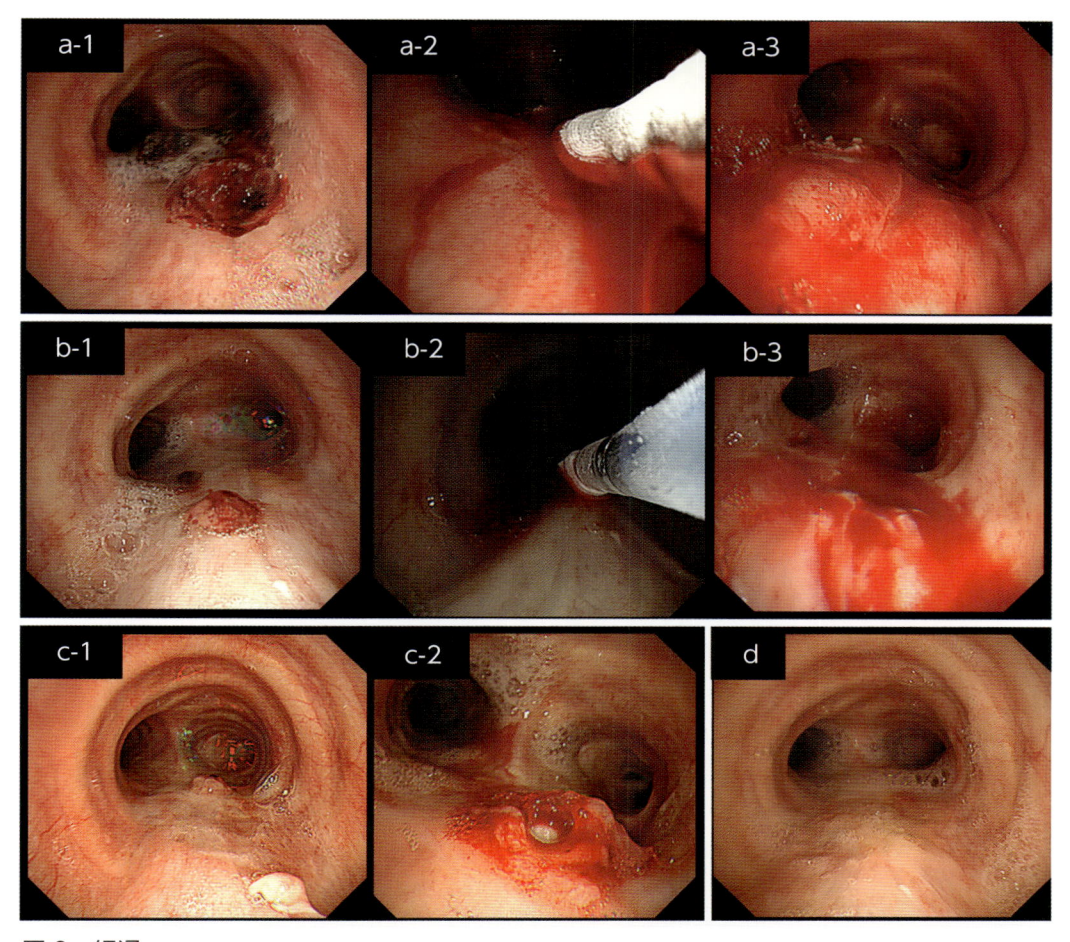

図2　経過

　まず少量の生検を実施したのち，30秒の凍結と30秒の解凍を3回繰り返すのを1セットとして，露出腫瘍全体に複数セットのクライオアブレーションを実施した（a1〜3）．内腔再検時に残存した腫瘍に対しても実施し（b1〜3，c1〜2），最終的に気管内腔病変は消失した（d）．以後，長期にわたって局所再発は認めず経過している．

B. 喀血に対する EWS 充塡術

■ key point

- いくつかの症例報告で喀血に対する EWS の有用性が示唆されている.
- 大量喀血下で EWS を留置できるのは限られた症例であると思われる.
- EWS 充塡術には内視鏡操作の熟達が要求される場合がある.

■ 解説

喀血症例に使用し有用であったとする症例報告[1,2] のほかには，EWS（Endobronchial Watan-abe Spigot）の挿入方法について焦点を当てた報告のなかに喀血例が含まれている[3,4]. いずれの報告でも，繰り返す喀血（1 日 5 回以上の喀血が 2 週間以上持続する喀血など）に対しての治療成績では止血を得られるとされており，有効性が期待される. 一方で，気管支鏡下に EWS を留置する場合には視野が限られるため，大量に喀血している状況下で留置が可能であるのは限られた症例であると予想される. また，EWS の留置は内視鏡操作に熟達を要求する場合があることから，どこの施設においても実施できるものではないと考える. したがって，喀血症例に対する EWS の留置は，症例や術者の技量といった状況を判断して実施するのが望ましい.

■ 症例：喀血に対する EWS（Endobronchial Watanabe Spigot）充塡術

a) 患者の基礎情報

70 歳代女性

b) 現症

関節リウマチを基礎に有する方. 4 回にわたり複数病院で血管塞栓術を繰り返されているが中等量の喀血を繰り返している. 明らかな肺病変は有さない.

c) 治療

右 B[3] 領域に対し EWS を留置し止血を行った.

d) 画像

胸部単純 CT では気管支拡張を伴う粒状影を右上葉中心に認める（図 1）. 複数院でジェル状塞栓物質やプラチナコイルを用いた血管塞栓術を実施したが，止血を得られなかった. 気管支鏡で内腔を観察すると右上葉 B[3] 領域に血餅を認めた（図 2）. 右 B[3]a に M サイズの EWS を留置した（図 3）.

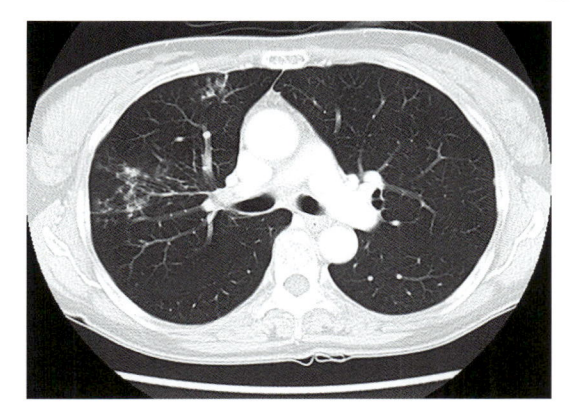

図1 胸部単純 CT

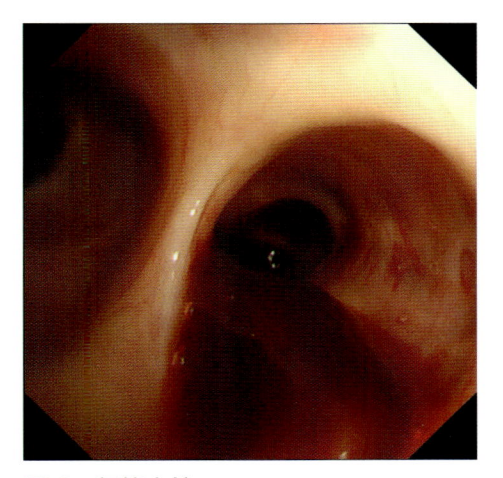

図2 気管支鏡

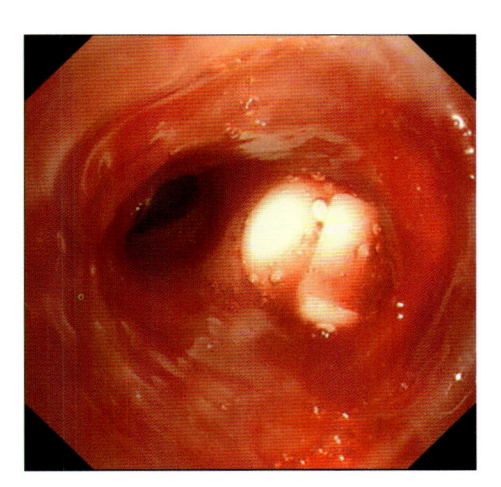

図3 EWS 留置

e) 経過

　EWS の留置後に特記すべき合併症なし．EWS 脱落も喀血再燃もなく 3 年以上経過している．

　気管支鏡で観察するのが困難となるような喀血でなければ，EWS の留置はそれほど難しくはない．むしろ，喀血している責任気管支が明らかであれば，EWS による止血はよい選択肢となりうる．

　気管支拡張症の原因にもよるが，喀血に関与する血管は複数にわたる．気管支動脈だけでなく，肋間動脈，内胸動脈を含む鎖骨下動脈より分枝する各動脈，下横隔膜動脈などの血管をすべて検索し塞栓することで，良好な塞栓効果を得ることができる．しかし，それら血管を塞栓しても喀血が制御できない場合，EWS は有用な治療オプションとなる．

文献

1） Adachi T, Oki M, Saka H. Management Considerations for the Treatment of Idiopathic Massive Hemoptysis with Endobronchial Occlusion Combined with Bronchial Artery Embolization. Intern Med 2016; **55**: 173-177

2） Dutau H, Palot A, Haas A, et al. Endobronchial embolization with a silicone spigot as a temporary treatment for massive hemoptysis: a new bronchoscopic approach of the disease. Respiration 2006; **73**: 830-832

3） Mizumori Y, Nakahara Y, Hirata N, et al. Toward Easy and Rapid Bronchial Occlusion With an Endobronchial Watanabe Spigot: A New Technique Using a Guide Sheath and Curette. J Bronchology Interv Pulmonol 2020; **27**: 122-127

4） Morikawa S, Okamura T, Minezawa T, et al. A simple method of bronchial occlusion with silicone spigots (Endobronchial Watanabe Spigot; EWS®) using a curette. Ther Adv Respir Dis 2016; **10**: 518-524

4. 喀血の診断・処置・治療
Chapter 6　血管内治療

A.　喀血に対する血管塞栓術

■ key point

- 喀血に対する血管塞栓術は原疾患によらず，概ね良好な短期成績が得られている．
- 主な責任血管は気管支動脈とされているが，肋間動脈や，内側胸動脈，外側胸動脈，下横隔膜動脈など，側副血行路の発達による様々な血管が喀血原因となる．
- コイル，ゼラチンスポンジ，NBCA といった塞栓物質が選択肢として存在し，それらの治療効果と合併症リスクを鑑みて選択される．

■ 解説

　一定以上の量・頻度の喀血を生じる原疾患は様々なものがあるが，血管塞栓術は概ね良好な短期成績が得られることが報告されている．表1 に疾患ごとの塞栓術の成績を列挙する[1~11]．

　喀血における塞栓術では，気管支動脈が主な対象血管となるが，肋間動脈からの流入も多くみられ，側副血行路として内側胸動脈や外側胸動脈など，鎖骨下動脈分枝を主体とした各動脈から肋間動脈への吻合枝が多く存在する[12]．ときに下横隔動脈から肺動脈への短絡を有するこ

表1　疾患ごとの塞栓術の成績

	成績（喀血制御率，1年）	特記事項
特発性	90%以上 [1~3]	気管支動脈のみが原因血管であることが多い
慢性肺アスペルギルス症	50 ～ 65.8% [2, 4~6]	
肺結核	45 ～ 80% [7]	病期により異なる
気管支循環異常	まとまった報告はない	症例報告では塞栓術はほぼ有効．気管支動脈瘤の破裂は時に致死的となることが報告されている．
肺癌	25 ～ 80% [8, 9]	
NTM	38 ～ 79.1% [1~2, 10]	
気管支拡張症	88.3% [11]	

とがあるため，これらの血管造影を行い，肺循環への短絡や異常濃染がみられた際には責任血管と考え塞栓を行う．

塞栓物質としては金属コイルを用いた報告が近年増加しており，比較的良好な成績となっている[1]．一方，日本では，ゼラチンスポンジ細片による塞栓術が多く行われてきた．一定の短期成績が得られるほか，容易に再塞栓が行えるなど，利点も少なくないが，再喀血も報告されており長期成績報告は少ない[6]．近年は NBCA による塞栓術も報告されており，一定の成績をあげている[3, 13, 14]．

塞栓術の合併症として，肋間動脈や鎖骨下動脈の分枝と脊髄枝の吻合による脊髄梗塞や標的血管以外の塞栓のほか，血管造影に関する合併症などがある．特に NBCA を用いた塞栓の際に脊髄梗塞が有意に上昇するとの報告[14]や，気管支動脈塞栓の際に描出されない吻合枝を介して塞栓子が冠動脈に流入することによる急性冠症候群を生じたとの報告[15]があり注意を要する．

■ 症例：喀血に対する塞栓術

本項では本文内で触れられていない各種カテーテルや塞栓物質，喀血の塞栓術で対象となる血管およびそのバリエーションについて触れる．

a) 対象となる血管
①気管支動脈（図 1）
気管支動脈は多くが気管分岐レベルで分岐しており，左右 1 本または 2 本のバリエーションが報告されている．ときに大動脈弓部の小弯側からの分岐がみられることがある．また種々の起始異常があり，左鎖骨下動脈から縦隔内を下降することもある（図 1，図 2）．気管支動脈と冠動脈の吻合が報告されており，塞栓の際には十分な注意が必要である．

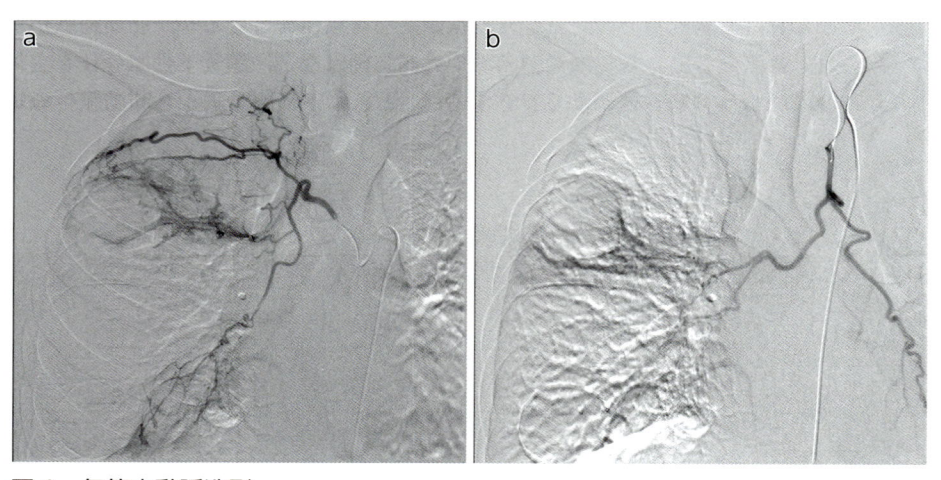

図 1　気管支動脈造影
　a：気管支動脈と肋間動脈の共通幹．この症例は慢性肺アスペルギルス症例であり，気管支動脈本幹は左鎖骨下動脈から分岐している．右中葉の気管支動脈と肋間動脈の共通幹を形成している．
　b：左気管支動脈から起始する気管支動脈本幹．a と同一症例であり，気管支動脈本幹は左鎖骨下動脈から起始している．

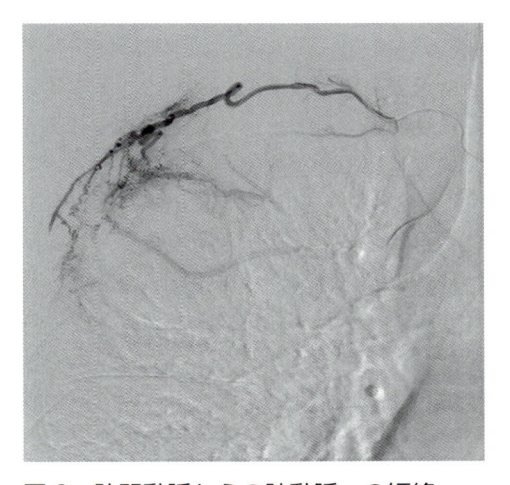 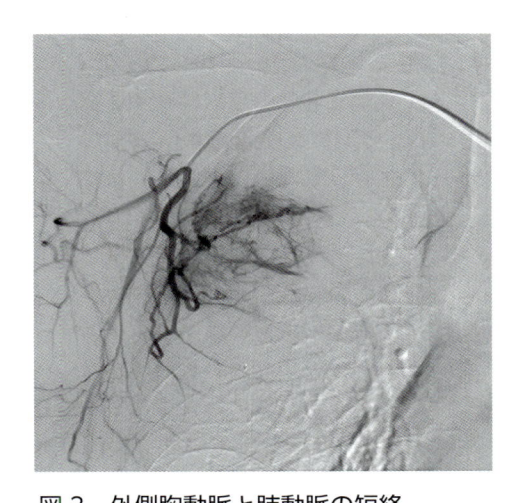

図2 肋間動脈からの肺動脈への短絡
図1と同一症例．拡張した肋間動脈末梢から肺動脈への短絡が認められる．

図3 外側胸動脈と肺動脈の短絡
図1と同一症例．右外側胸動脈は著明に拡張しており，肺動脈との短絡を複数形成している．

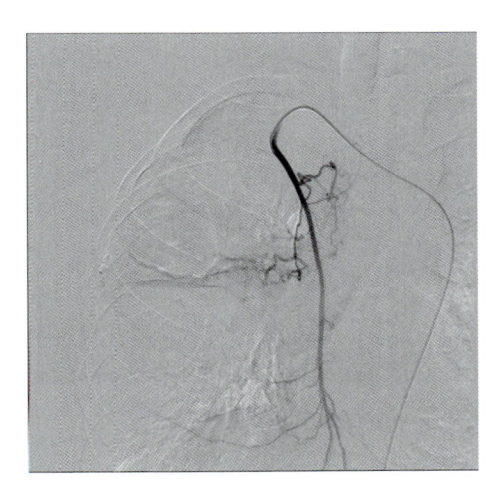

図4 内側胸動脈と肺動脈への短絡
図1と同一症例．少しわかりづらいが，内側胸動脈からの分枝が肺動脈との短絡を形成している．

　特発性喀血ではあまり多くないが，NTM感染症や慢性アスペルギルス症など慢性炎症性疾患や肺癌などでは部位により近接する肋間動脈から肺動脈への吻合がみられることがあり，喀血の原因となりうる（図2）．肋間動脈は縦隔近傍で脊髄枝を分岐していることが知られており，起始部からの塞栓あるいは粒状や液状の塞栓物資が順行性または逆流して流れ込んだ場合に脊髄梗塞のリスクとなりうる．血管造影上，みえていない細かな血管が脊髄枝となっていることも知られており，塞栓の際には十分に注意する必要がある．

　外側胸動脈は鎖骨下動脈から腋窩動脈にかけての分枝として分岐するが，胸壁の外側から肋間動脈を介して肺動脈への供血路となることがある（図3）．

　内側胸動脈は肋間動脈の前枝が分岐しており，大動脈から分岐した肋間動脈を塞栓したあとや腹側の病変への供血路として発達することがある（図4）．

b) 診断用カテーテル，ガイディングカテーテル

　気管支動脈の選択には 4Fr または 5Fr の診断用カテーテルが用いられることが多い．ときに 5Fr の冠動脈用ガイディングカテーテル（Amplatz L 型，図 5a）が大動脈弓部小弯側から分岐する気管支動脈の選択に役に立つことがあるが，ガイディングカテーテルは診断用カテーテルに比して硬いため，動脈損傷に十分に気をつける必要がある．診断用カテーテルとしてはシェファードフック型やミカエルソン型などフック形状のカテーテルが多く用いられるが，石川先生の開発された Ishikawa カテーテルを用いる先生も少なくない（図 5b）．

　喀血の塞栓術ではマイクロカテーテルが必須である．日本にはマイクロカテーテルの種類は非常に多い．われわれはハイフロータイプのマイクロカテーテル内に 1.9Fr 以下のマイクロカテーテルを同軸に挿入する Triple Coaxial System を多く用いる（図 6）．Triple Coaxial System では 0.014 inch 以下のコイルしか使用できないこともあるが，屈曲蛇行した血管への末梢到達性を優先して用いることが多い．0.017 inch のコイルに対応した通常のマイクロカテーテルも多

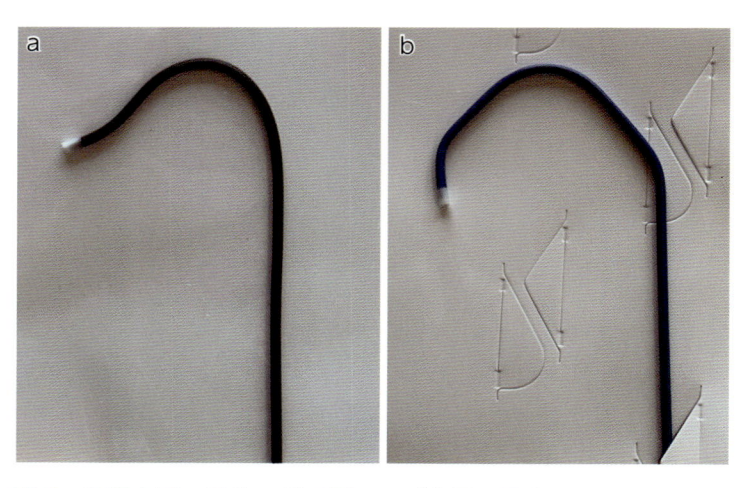

図 5　各種カテーテル，ガイディングカテーテル

　a：Amplatz L 型
　b：Ishikawa 型
　［石川秀雄先生よりご提供］
　［石川秀雄．喀血治療のベストプラクティス―ssBACE マスターノート，日本医事新報社，
2025 より転載］

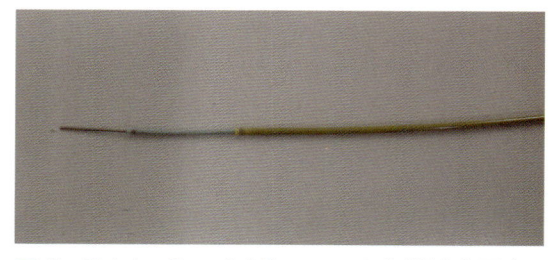

図 6　Triple Coaxial System の先端拡大写真

　最も細いカテーテルが選択的マイクロカテーテル，中間にハイフローカテーテル，最も太い物は 4Fr の診断カテーテルとなる．われわれは東海メディカルプロダクツのマーベルシリーズを愛用している．

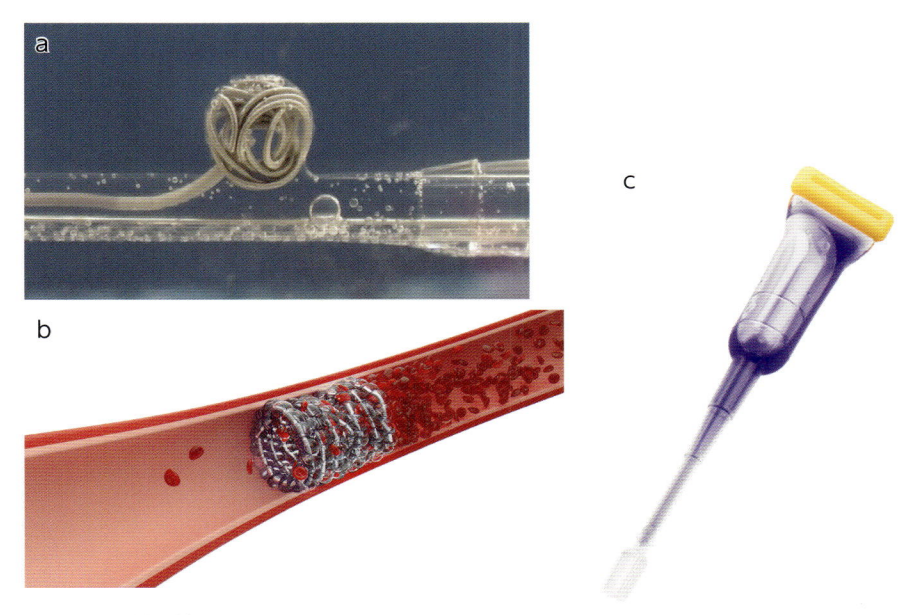

図7　塞栓物質
a：マイクロコイル（i-ED コイル®）［カネカメディックス社より提供］
b：Azur CX®．血液に触れることで膨潤するゲルを搭載している．［テルモ社より提供］
c：NBCA［ビーブラウン社より提供］

く用いられている．

c）塞栓物質

　塞栓物質としてマイクロコイルやゼラチンスポンジ細片，NBCA が用いられる．マイクロコイルは引き戻しが可能なデタッチャブルコイルと引き戻しができないプッシャブルコイルに大別される（図7a）．デタッチャブルコイルのなかでも Terumo 社の Azur®シリーズは血液の Ph に触れると膨潤するゲルが搭載されており，通常のコイルに比べて体積が大きくなるのが特徴であり，再開通頻度低減が期待される．通常のマイクロコイルでもできるだけ密な塞栓が必要と考える（図7b）．ゼラチンスポンジ細片は日本で古くから用いられているが，再開通する点が問題である．他の粒状塞栓物質に保険適用がないためその代替手段として用いられる．用手的にメスやポンピング法でサイズ調整を行い造影剤と混ぜて注入する．ゼラチンスポンジそのものは X 線透過性のため，逆流による non target embolization には十分に気をつける必要がある．NBCA はリピオドールと混合してマイクロカテーテルから注入する接着剤である（図7c）．リピオドールとの混合比により重合時間や粘稠度が変化することが知られている．カテーテルより末梢に流して用いることも多いが近位塞栓となるリスクもある．使用には IVR 専門医と同程度の十分な経験が必要である．

文献

1) Ishikawa H, Hara M, Ryuge M, et al. Efficacy and safety of super selective bronchial artery coil embolisation for haemoptysis: a single-centre retrospective observational study. BMJ Open 2017; **7**: e014805
2) Ando T, Kawashima M, Masuda K, et al. Clinical and Angiographic Characteristics of 35 Patients With Cryptogenic Hemoptysis. Chest 2017; **152**: 1008-1014

3) Lee H, Yoon CJ, Seong NJ, et al. Cryptogenic Hemoptysis: Effectiveness of Bronchial Artery Embolization Using N-Butyl Cyanoacrylate. J Vasc Interv Radiol 2017; **28**: 1161-1166

4) Ando T, Kawashima M, Masuda K, et al. Exacerbation of chronic pulmonary aspergillosis was associated with a high rebleeding rate after bronchial artery embolization. Respir Investig 2019; **57**: 260-267

5) Shin B, Koh WJ, Shin SW, et al. Outcomes of Bronchial Artery Embolization for Life-Threatening Hemoptysis in Patients with Chronic Pulmonary Aspergillosis. PLoS One 2016; **11**: e0168373

6) Shimohira M, Ohta K, Nagai K, et al. Bronchial arterial embolization using a gelatin sponge for hemoptysis from pulmonary aspergilloma: comparison with other pulmonary diseases. Emerg Radiol 2019; **26**: 501-506

7) Kwon W, Kim YJ, Lee YH, et al. The effectiveness of embolotherapy for treatment of hemoptysis in patients with varying severity of tuberculosis by assessment of chest radiography. Yonsei Med J 2006; **47**: 377-383

8) Fruchter O, Schneer S, Rusanov V, et al. Bronchial artery embolization for massive hemoptysis: long-term follow-up. Asian Cardiovasc Thorac Ann 2015; **23**: 55-60

9) Lee S, Chan JWM, Chan SCH, et al. Bronchial artery embolisation can be equally safe and effective in the management of chronic recurrent haemoptysis. Hong Kong Med J 2008; **14**: 14-20

10) Lee SH, Lee JH, Chang JH, et al. Hemoptysis requiring bronchial artery embolization in patients with non-tuberculous mycobacterial lung disease. BMC Pulm Med 2019; **19**: 117

11) Lu GD, Zhang JX, Zhou CG, et al. Arterial embolization for hemoptysis in patients with chronic pulmonary tuberculosis and in patients with bronchiectasis. Acta Radiol 2019; **60**: 866-872

12) Panda A, Bhalla AS, Goyal A. Bronchial artery embolization in hemoptysis: a systematic review. Diagn Interv Radiol 2017; **23**: 307-317

13) Woo S, Yoon CJ, Chung JW, et al. Bronchial artery embolization to control hemoptysis: comparison of N-butyl-2-cyanoacrylate and polyvinyl alcohol particles. Radiology 2013; **269**: 594-602

14) Ishikawa H, Ohbe H, Omachi N, et al. Spinal Cord Infarction after Bronchial Artery Embolization for Hemoptysis: A Nationwide Observational Study in Japan. Radiology 2021; **298**: 673-679

15) Labbé H, Bordeleau S, Drouin C, et al. Myocardial Infarction as a Complication of Bronchial Artery Embolization. Cardiovasc Intervent Radiol 2017; **40**: 460-464

B. 気管支拡張症による喀血に対する気管支動脈塞栓術（BAE）

■ key point

- 気管支拡張症による喀血に対する気管支動脈塞栓術（BAE）の長期止血率は良好で合併症も少ない.
- 1年止血率は 85～98%，3年止血率は 78～82%.

■ 解説

　気管支拡張症による喀血とそれに対する気管支動脈塞栓術（bronchial artery embolization：BAE）の論文で，アウトカムとして止血率を正しく評価している論文は，3本しか存在しない[1~3].このため，気管支拡張症を含む複数の基礎疾患を対象とした長期成績論文のうち，気管支拡張症単独の止血率を記載した論文も採用した[4].長期止血率は表 1 のように全般的に良好であり，重大な合併症も少なく，気管支拡張症に対する BAE は有用である.文献 4 については，標的血管数と重大合併症は他の基礎疾患を含めた結果であり，また止血率は再喀血と死亡率との複合エンドポイントとなっているため若干低くなっている.

　なお，対象疾患である気管支拡張症群の定義については，文献 2 は，NTM 症と真菌症を合併していない気管支拡張症症例と明記していることから，文献 4 は対象基礎疾患のなかに気管支拡張症とは別に NTM 症と肺アスペルギルス症とが設定されており，気管支拡張症群としては文献 2 と 4 はほぼ同じ対象をみていると考えられる.一方，文献 1 については慢性結核と気管支拡張症との比較であるが，気管支拡張症群の定義については結核の既往がないことと CT 画

表 1　気管支拡張症による喀血とそれに対する気管支動脈塞栓術の論文

Year	Authors	BE Pts	nonBE Pts	Total Pts	Target vessel	Embolic agent	CS 6mo.	CS 1yr.	CS 2yr.	CS 3yr.	CS 5yr.	Complication
2017	Ishikawa ら[4]*	166	323	489	4	coil	N.D.	90.4%**	85.9%**	N.D.	N.D.	1 AD, 2 C.I., 5 MH
2019	Lu ら[1]	97	76	173	2.2	PVA, GS, coil	93%	90%	88%	78%	N.D.	none
2020	Takeda ら[2]	106	0	106	2.4	coil	N.D.	91%	84%	82%	79%	1 MH
2021	Yan ら[3]	251	0	251	2	PVA, MS, GS, coil	N.D.	98%	91%	78%	74%	none

*：気管支拡張症以外の基礎疾患を含む，**：再喀血のみの数値
Year：published year, BE：bronchialectasis, Pts：patients, non-BE：non-bronchiectasis, CS：clinical success (hemostatic rate), AD：aortic dissection, MH：mediastinal hematoma, C.I.：cerebral/cerebellar infarction, mo.：months, yr.：year(s), N：no, Y：yes, N.D.：not described, PVA：polyvinyl alcohol, GS：gelatin sponge, MS：microsphere

像での診断という記載のみである．また文献3は，肺結核後遺症と感染後気管支拡張症を除外し，特発性気管支拡張症を対象としている．このように対象に若干の相違があるが，成績に大きな差がなく，総合的にみて気管支拡張症の長期成績は良好で，合併症は少ないと判断してよいと考えられる．

■ 症例：気管支拡張症による喀血に対する気管支動脈塞栓術（BAE）

a）患者の基礎情報
70歳代女性

b）現症
気管支拡張症を呈する方．コップいっぱいの喀血を繰り返すとのことで来院し，造影CTで気管支動脈の異常拡張を認めたため血管塞栓術を実施した．

c）治療
気管支動脈塞栓を実施．主に拡張した気管支動脈が肺動脈シャントを形成しており，これが喀血原因と思われた．また，左内胸動脈からの分枝が左気管支動脈とシャント形成しており，これも喀血原因として関与していると考えた．それぞれ可及的末梢でプラチナコイルを用いて塞栓した．造影で肋間動脈は明らかな異常所見を認めず塞栓対象とはしなかった．

d）画像
両側上葉，左優位に気管支拡張症を認める（図1）．
縦隔部に異常拡張した気管支動脈を認める（図2）．
右気管支動脈から左気管支動脈への交通枝を認めたため塞栓対象とした（図3）．
左気管支動脈本管は極めて強い拡張と複雑な蛇行を認めた（図4）．
可及的末梢までマイクロカテーテルを進展させ，プラチナコイルを用いて塞栓した（図5）．
気管支動脈は多くの場合，上下枝に分枝している．下方分枝も肺内へ濃染と肺動脈シャントを形成していた（図6）．
それぞれ塞栓を実施し，確認造影で末梢が造影されてこないことを確認した．理想的にはさ

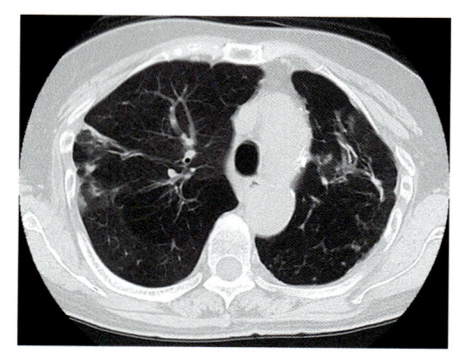

図1 気管支拡張症

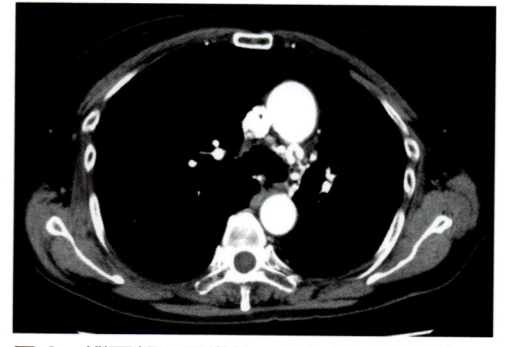

図2 縦隔部に異常拡張した気管支動脈

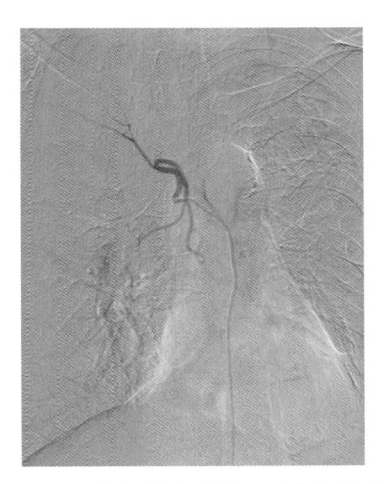

図3 右気管支動脈から左気管支動脈への交通枝

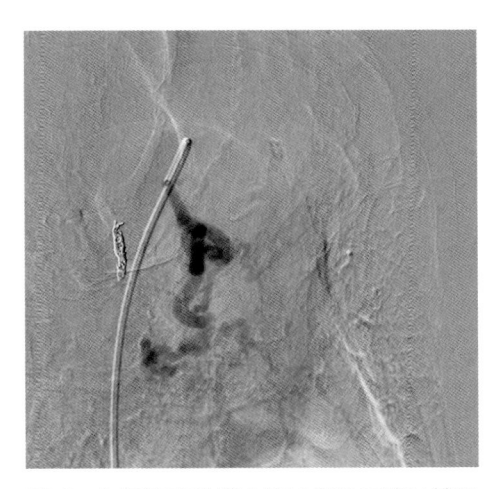

図4 左気管支動脈本管は極めて強い拡張と複雑な蛇行

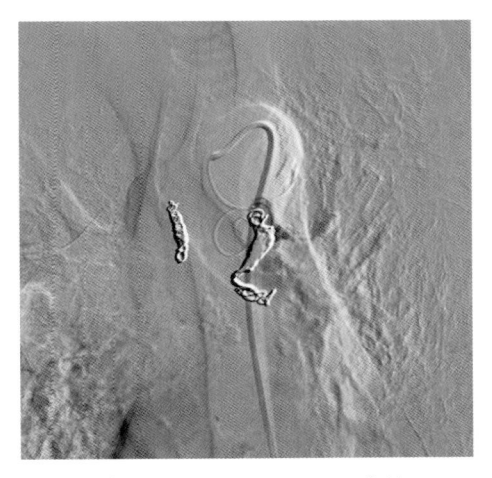

図5 プラチナコイルを用いて塞栓

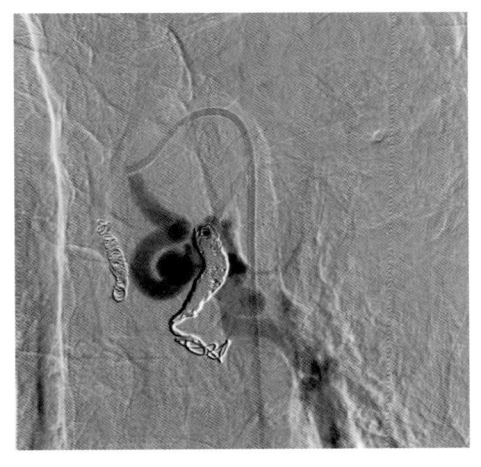

図6 下方分枝も肺内へ濃染と肺動脈シャントを形成

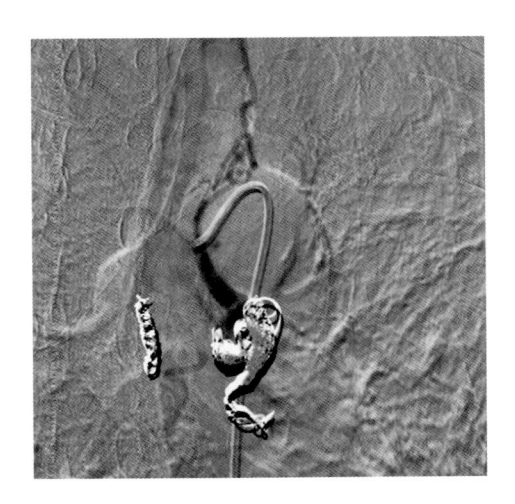

図7 血管の蛇行が強く末梢までカテーテルを進達させるのに困難を伴った

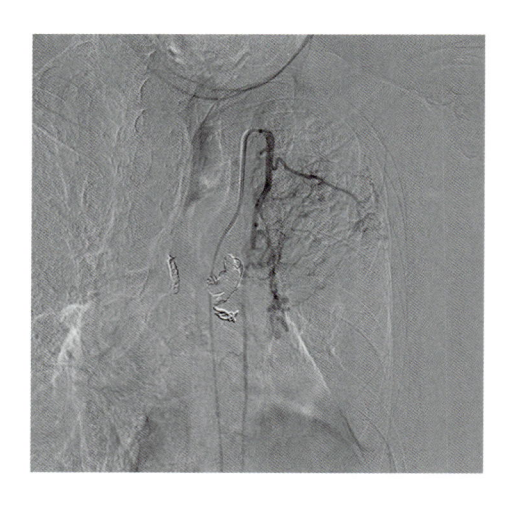

図 8 左内胸動脈が先立って塞栓した気管支動脈末梢と交通していた

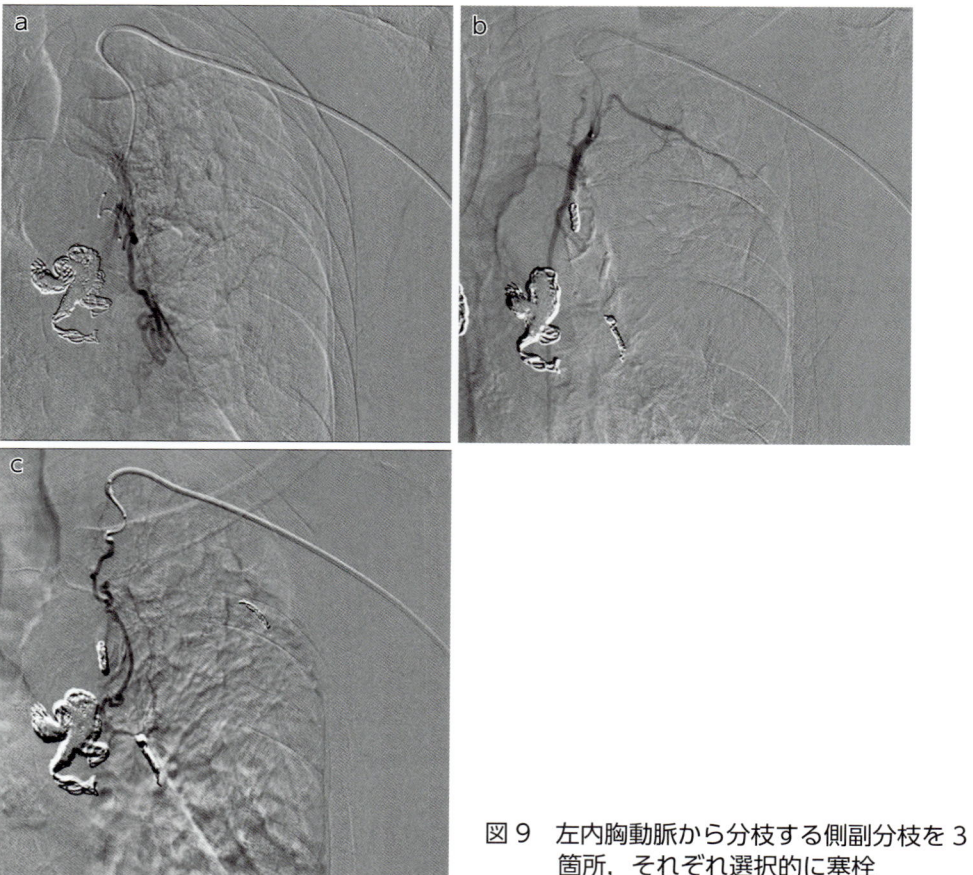

図 9 左内胸動脈から分枝する側副分枝を 3 箇所，それぞれ選択的に塞栓

らに末梢で塞栓できることが望ましいが，本例は血管の蛇行が強く末梢までカテーテルを進達させるのに困難を伴った (図 7).

多くの場合，内胸動脈や肋間動脈からの分枝も喀血原因となる．本例では左内胸動脈が先立って塞栓した気管支動脈末梢と交通していたため，これも塞栓を要した (図 8).

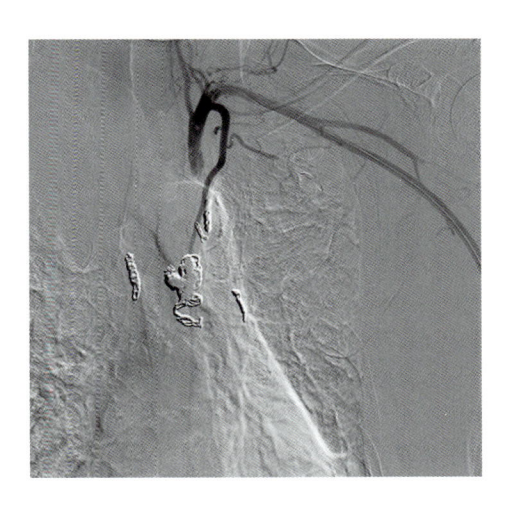

図 10　内胸動脈本管の血流は保たれたまま，
　　　　側副路からの異常血流は消失

左内胸動脈から分枝する側副分枝を 3 箇所，それぞれ選択的に塞栓した（図 9）．
内胸動脈本管の血流は保たれたまま，側副路からの異常血流は消失した（図 10）．

e）経過

以後，5 年にわたって喀血は再燃していない．

気管支拡張症の原因にもよるが，喀血に関与する血管は複数にわたる．気管支動脈だけでなく，肋間動脈，内胸動脈を含む鎖骨下動脈より分枝する各動脈，下横隔膜動脈などの血管をすべて検索し塞栓することで，良好な塞栓効果を得ることができる．

文献
1) Lu GD, Zhang JX, Zhou CG, et al. Arterial embolization for hemoptysis in patients with chronic pulmonary tuberculosis and in patients with bronchiectasis. Acta Radiol 2019; **60**: 866-872
2) Takeda K, Kawashima M, Masuda K, et al. Long-term outcomes of bronchial artery embolization for patients with non-mycobacterial non-fungal infection bronchiectasis. Respiration 2020; **99**: 961-969
3) Yan HT, Lu GD, Huang XZ, et al. A Nomogram to predict recurrence after bronchial artery embolization for hemoptysis due to bronchiectasis. Cardiovasc Intervent Radiol 2021; **44**: 1609-1617
4) Ishikawa H, Hara M, Ryuge M, et al. Efficacy and safety of super selective bronchial artery coil embolisation for haemoptysis: A single-centre retrospective observational study. BMJ Open 2017; **7**: e014805

C. 慢性肺アスペルギルス症による喀血に対する気管支動脈塞栓術（BAE）

■ key point

- 慢性肺アスペルギルス症患者の喀血に対する気管支動脈塞栓術（BAE）の短期止血率は 64〜100% と幅があるものの概ね高い.
- 6 ヵ月以上の長期止血率は観察期間や塞栓物質により異なるが約 1〜2 年で再喀血する.
- IDSA のガイドラインでは慢性肺アスペルギルス症による喀血に対する BAE は強く推奨されている.

■ 解説

　慢性肺アスペルギルス症患者を対象にした気管支動脈塞栓術（bronchial artery embolization：BAE）に関するデータを収集可能な 5 文献を表 1 に示す[1〜5]. 対象患者数は 8〜64 名, 総数 150 例である. 治療対象血管は 2〜5.2 本で, 1〜30 日の短期止血率は 64〜100% と幅があるが概ね高い. 6 ヵ月以上の長期的止血率は観察期間や塞栓物質により異なるが, 1〜2 年で半数近くが再喀血している. BAE のみでは長期的な喀血制御が十分でない症例も多いことが推測される. 合併症は Shin らの報告において 4 例（6.3%）と示されている. 脊髄梗塞などの major complications 以外の合併症の記載がない報告が多く, 過小評価の可能性があるが, 概ね合併症は少なく

表 1　慢性肺アスペルギルス症に対する BAE

Year	Authors	Country	Pts	Target vessel	Embolic agent	Technical success	Clinical success	CS interval	Hemoptysis-free rates	Complications
2019	Shimohira ら [1]	Japan	8	2	GS	100%	100%	24 h	38%, 6〜12 mo. 25%, > 12 mo.	0%
2019	Ando ら [2]	Japan	41	5.2	Coil	85.4%	92.7%	1 mo.	65.8%, 12 mo. 47.9%, 3 years	0%
2017	He ら [3]	China	25	2.7	PVA, Coil, NBCA	N.D.	84.0%	24 h	N.D.	0%
2016	Shin ら [4]	Korea	64	3	Coil, GS, PVA	64%	64.0%	24 h	48.0%, median 26 mo.	6%
2006	Corr ら [5]	South Africa	12	N.D.	Embo-sphere	N.D.	92.0%	24 h	92.0%, 1 mo.	N.D.

Year：published year, Pts：patients, GS：Gelatin Sponge, PVA：polyvinyl alcohol, NBCA：n-butyl-2-cyanoacrylate, N.D.：no data, mo.：months

安全な手技と判断される．

　また，IDSA のガイドラインにおいて喀血に対する BAE は strong recommendation; moderate-quality evidence で推奨されている [6]．ERS のガイドラインにおいても推奨度の記載はないものの，喀血時の治療として BAE は必要と記載されている [7]．

　現時点では本 Question に対する RCT は存在せず，単施設のレトロスペクティブで症例数が限られる研究のみであり，エビデンスレベルは低い．実臨床上は患者背景や内科治療の状況，外科治療の適応を考慮したうえで症例毎に検討すべきであるが，BAE により一定の喀血制御が得られることが期待される．

■ 症例：慢性肺アスペルギルス症による喀血の塞栓術

a) 患者の基礎情報

　20 歳代男性．免疫不全となる基礎疾患があり，慢性肺アスペルギルス症と診断加療中．

b) 現症

　中等度喀血があり，1 年前に BAE が行われた．喀血の再発があり，当院受診となった．CT では右上葉に巨大な壁の厚い空洞が認められ，内部に少量の液体貯留が認められ，周囲濃度上昇や気管支拡張がみられる（図 1）．

c) 治療

　右大腿動脈ルートから 4Fr シースを挿入し，気管支動脈と肋間動脈の共通幹，外側胸動脈の選択的血管造影および塞栓術を行った（図 2）．本人，家族の強い希望から塞栓物質はゼラチンスポンジ細片を用いた．ゼラチンスポンジに細片を用いた塞栓であるが，1 年間軽症の喀血がみられるのみであった．

d) 画像

　術前 CT と血管造影画像を示す．気管支動脈本幹は左鎖骨下動脈から分岐していた．副気管

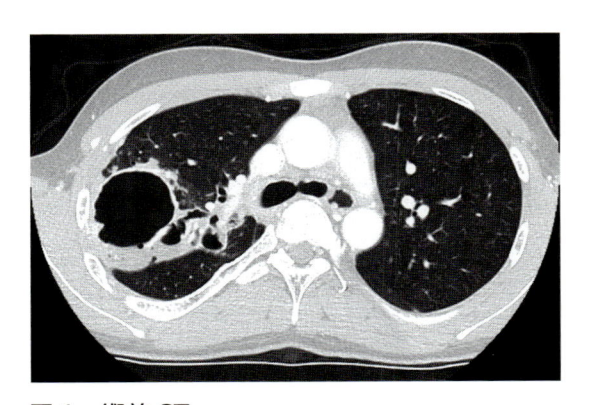

図 1　術前 CT
　右上葉に壁の厚い空洞がみられ，内部に少量の液体貯留あり．周囲に濃度上昇や気管支拡張を伴う．慢性肺アスペルギルス症による空洞形成と考えられる．

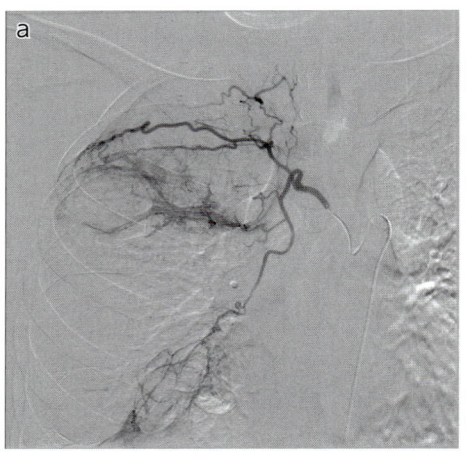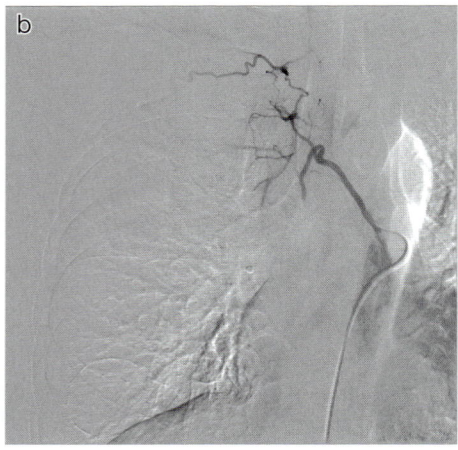

図2　血管造影

　a：右気管支動脈と肋間動脈の共通幹．肋間動脈の末梢に肺動脈との大きなシャントがみられる．気管支動脈末梢にもシャント形成あり．

　b：気管支動脈および肋間動脈を比較的末梢まで選択したあとにゼラチンスポンジ細片で塞栓を行った．

支動脈と肋間動脈の共通幹が形成されており，他に外側胸動脈にも著明な拡張が認められていた．それぞれを十分に末梢まで選択したうえでゼラチンスポンジ細片による塞栓を行った（図1,図2）．

　若年で基礎疾患がある患者であり，根治術は適応とならない．予後予測は困難であり，今後の長期間・複数回の治療を受け入れられる状態であれば，ゼラチンスポンジによる塞栓術も十分喀血コントロールに有用である．しかし，合併症や再発が必発であることなど十分に説明を行う必要があると考えられる．

文献

1）Shimohira M, Ohta K, Nagai K, et al. Bronchial arterial embolization using a gelatin sponge for hemoptysis from pulmonary aspergilloma: comparison with other pulmonary diseases. Emerg Radiol 2019; **26**: 501-506

2）Ando T, Kawashima M, Masuda K, et al. Exacerbation of chronic pulmonary aspergillosis was associated with a high rebleeding rate after bronchial artery embolization. Respir Investig 2019; **57**: 260-267

3）He G, Liu W, Gao Z, et al. Intervention treatment on massive hemoptysis of pulmonary aspergilloma. Exp Ther Med 2017; **13**: 2259-2262

4）Shin B, Koh WJ, Shin SW, et al. Outcomes of Bronchial Artery Embolization for Life-Threatening Hemoptysis in Patients with Chronic Pulmonary Aspergillosis. PLoS One 2016; **11**: e0168373

5）Corr P. Management of severe hemoptysis from pulmonary aspergilloma using endovascular embolization. Cardiovasc Intervent Radiol 2006; **29**: 807-810

6）Patterson TF, Thompson GR 3rd, Denning DW, et al. Practice Guidelines for the Diagnosis and Management of Aspergillosis: 2016 Update by the Infectious Diseases Society of America. Clin Infect Dis 2016; **63**: e1-e60

7）Denning DW, Cadranel J, Beigelman-Aubry C, et al. Chronic pulmonary aspergillosis: rationale and clinical guidelines for diagnosis and management. Eur Respir J 2016; **47**: 45-68

D. 原発性肺癌による喀血に対する気管支動脈塞栓術 (BAE)

■ key point

- ●原発性肺癌による喀血の機序は良性肺疾患の主たるメカニズムである気管支動脈–肺動脈シャントとは異なることが多い.
- ●肺の悪性疾患では良性疾患よりも長期の喀血制御率が悪く，特に肺扁平上皮癌の患者ではその傾向が顕著である.
- ●基本的に単施設後ろ向き研究しか存在しないが，短期止血率はまずまず高く，重篤な合併症は少ない.

■ 解説

　原発性肺癌による喀血は，良性肺疾患による喀血に比べると圧倒的に論文数が少ない．2019年の総説によると，肺癌は喀血の基礎疾患のおよそ1/4程度を占める[1].その機序は，一部の特発性喀血症を除く良性肺疾患の主たる喀血メカニズムである気管支動脈–肺動脈シャントでは基本的にはなく，肺癌による血管新生，腫瘍表面の剥離，腫瘍壊死，気道びらんの周辺血管への波及など複数の要因が指摘されている[1].

　解析対象とした11本の研究を表1にまとめた[2~12].対象患者数は10~187名で，総症例数は602例となる．小細胞肺癌を除外した研究も半数に及ぶ．気管支動脈塞栓術（bronchial artery embolization：BAE）のみならず抗癌薬の超選択的注入（BAI）を併用した研究も2本存在する．治療対象血管数は1.1~2本と良性疾患によるBAEを対象とした研究の3.1本[13]，4本[14]に比べて少ないのが特徴である．塞栓物質はPVAとGSが多いが多岐にわたり，手技成功率は基本的には高く，臨床効果（短期止血率）は，76.9~100％と幅があるが概ね高い．重篤な合併症は，脊髄梗塞が1例あったのみで0.17％（1/602）とその発生率は低く，いずれの研究においても，生命予後はともかく，臨床効果（短期止血率）は高く合併症は少なく，肺癌に対するBAEは有用であると結論している．

　1本のみ多施設後ろ向き研究[9]，また1本のみ単施設前向き研究[2]であるが，ほかはすべて単施設後ろ向き研究である．再喀血規定因子を3本の論文が検討しており，重症喀血[4,6,12]・空洞の存在[4,12]・気管支動脈肺動脈シャント[6]があげられている．転移性肺癌を主たる対象とした論文は除外したが，部分的に含んでいる論文は許容し，その比率を表1に記載した．

　Chenらの研究[6]は，これらのなかで唯一良性疾患108例と悪性疾患46例の比較研究となっており，BAEは喀血患者にとって比較的安全な治療法である．BAEによる喀血の即時制御はほとんどの症例で達成されるが，肺の悪性疾患では良性疾患よりも長期の喀血制御率が悪く，特に肺扁平上皮癌の患者ではその傾向が顕著であると結論している．

　また，Wittらの研究[2]は，肺癌に対するBAE実施連続30例に対し，BAEを実施しなかった

表1 解析対象の研究

Year	Authors	Pts	SCLC	Meta LC	with BAI	Target vessel	Embolic agent	Technical success	Clinical success	CS interval	Complication
2000	Witt ら [2]	30	0	0%	N	N.D.	Coil	100%	100%	24hours	0%
2007	Park ら [3]	19	0	0%	N	1.2	PVA	79%	79%	30days	0%
2009	Wang ら [5]	30	3 (12%)	7 (28%)	N	1.8	Coil, Emb, PVA, GS	86%	89%	30days	1 spinal infarction
2014	Chen ら [6]	46	5 (10%)	6 (13%)	N	2	GS, PVA	N.D.	91%	N.D.	0%
2014	Fujita ら [7]	28	0	0%	N	1.3	GS	96%	81%	24hours	0%
2014	Garcia-Olivé ら [8]	40	2 (6%)	6 (15%)	N	N.D.	PVA, GS, Coil	N.D.	78%	immediate	0%
2015	Razazi ら [9]	102	0	0%	N	N.D.	N.D.	N.D.	80.0%	N.D.	0%
2015	Mehta ら [10]	26	3 (12%)	4 (20%)	N	1.1	Emb, GS, Coil	76.9%	75%	2days	0%
2017	Seki ら [11]	10	0	0%	Y	1.6	GS, Emb	100%	100%	N.D.	0%
2019	Han ら [12]	84	10 (12%)	0%	N	N.D.	PVA, GS, Coil	98.8%	82.1%	N.D.	0%
2022	Xiaobing ら [4]	187	21 (11%)	0%	Y	1.8	GS, PVA	100%	86.6%	3days	0%

Year：published year, Pts：patients, SCLC：small cell lung cancer, Meta LC：metastatic lung cancer, BAI：bronchial artery infusion, CS interval：clinical success interval, N：no, Y：yes, N.D.：not described, PVA：polyvinyl alcohol, GS：gelatin sponge, Emb：Embosphere®

15例を後方視的に比較している．変則的だが唯一の比較対照研究「的」な研究であり，全例コイル塞栓というのも貴重な研究である．しかしコイルなどのデバイスの進化，特にMDCTによるCT angiography（CTA）が出現して以降のBAEの劇的な進化を考慮すると，20年以上前のBAEの研究での有用性は，方針決定に際しては限定的であるといわざるを得ない．

■ 症例：肺癌に対するBAE症例

a）患者の基礎情報
71歳男性．肺癌（扁平上皮癌 stageⅢB）

b）現症
肺癌精査中に大量喀血があり，全身化学療法前であったが当院に紹介となった．咳と呼吸困難を伴った．左肺門に53mmの腫瘍があり，初診時は左肺が完全無気肺であった．全身薬物療法前であったがPS3であること，喀血のため薬物療法の開始が困難であったことから，まず喀血制御と症状緩和のため局所化学療法としてTACE（transarterial chemoembolization）を先行し，喀血が制御されたあとに紹介元で全身薬物療法を再度検討していただく方針のもとTACEを行った．

c）治療
使用塞栓物質：Hepasphere（100〜150μm）．対象血管は左気管支動脈1本．

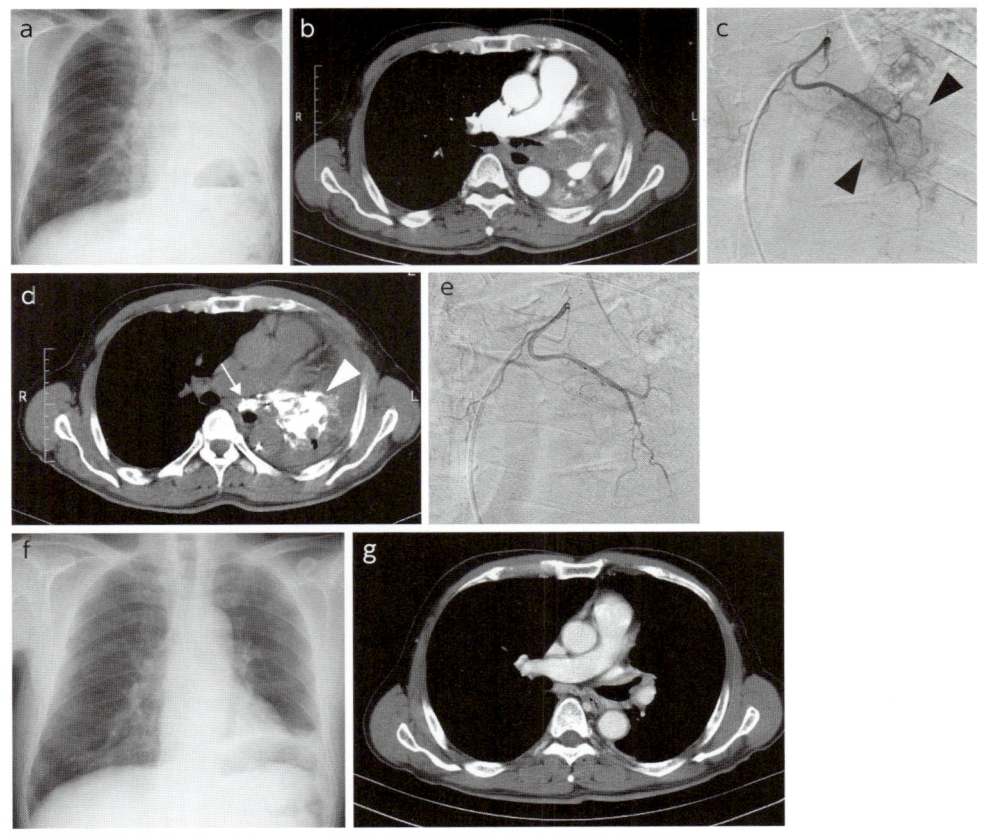

図1　気管支動脈に対する TACE 著効例（止血と無気肺改善）

d）画像

　TACE 前の胸部 X 線（図 1a）と造影 CT（DSA，図 1b）では，左肺門腫瘍による左肺完全無気肺がある．腫瘍の栄養血管である左気管支動脈造影（図 1c）と選択的左気管支動脈造影中の造影CT（図 1d）では，腫瘍全体の濃染（矢頭）と縦隔リンパ節腫大（矢印）を認める．シスプラチンと 5-FU の動注直後に Hepasphere を注入し TACE を実施したところ腫瘍濃染は消失した（図1e）．1 週間後の胸部 X 線（図 1f）では無気肺は消失しており造影 CT でも腫瘍の著明な縮小が確認された（図 1g）．

　喀血は停止し，その後 2 回当院で TACE を実施したあとに紹介元で全身化学療法を実施され，論文執筆時点で治療後 19.7 ヵ月間生存し，喀血の再発は認められず．

追記

　肺癌の喀血に対する BAE は筆者の施設やワーキンググループ委員の所属施設では基本的に実施しておらず，もと筆者の施設でがんカテーテル治療センターを運営されていた吹田徳州会病院 腫瘍内科 関明彦先生と日本放射線学会のご許可をいただいて，文献 11 より症例 6 を転載させていただいた．関明彦先生には原稿の監修も実施していただいた．

文献

1) Gershman E, Guthrie R, Swiatek K, et al. Management of hemoptysis in patients with lung cancer. Ann Transl Med 2019; **7**: 358-358

2) Witt C, Schmidt B, Geisler A, et al. Value of bronchial artery embolisation with platinum coils in tumorous pulmonary bleeding. Eur J Cancer 2000; **36**: 1949-1954

3) Park HS, Kim Y Il, Kim HY, et al. Bronchial artery and systemic artery embolization in the management of primary lung cancer patients with hemoptysis. Cardiovasc Intervent Radiol 2007; **30**: 638-643

4) Xiaobing L, Meipan Y, Pengfei X, et al. Bronchial Artery Chemoembolization for Hemoptysis in Advanced Primary Lung Cancer. Clin Lung Cancer 2022; **23**: e203-e209

5) Wang GR, Ensor JE, Gupta S, et al. Bronchial Artery Embolization for the Management of Hemoptysis in Oncology Patients: Utility and Prognostic Factors. J Vasc Interv Radiol 2009; **20**: 722-729

6) Chen J, Chen L-A, Liang Z-X, et al. Immediate and long-term results of bronchial artery embolization for hemoptysis due to benign versus malignant pulmonary diseases. Am J Med Sci 2014; **348**: 204-209

7) Fujita T, Tanabe M, Moritani K, et al. Immediate and late outcomes of bronchial and systemic artery embolization for palliative treatment of patients with nonsmall-cell lung cancer having hemoptysis. Am J Hosp Palliat Care 2014; **31**: 602-607

8) Garcia-Olivé I, Sanz-Santos J, Centeno C, et al. Results of bronchial artery embolization for the treatment of hemoptysis caused by neoplasm. J Vasc Interv Radiol 2014; **25**: 221-228

9) Razazi K, Parrot A, Khalil A, et al. Severe haemoptysis in patients with nonsmall cell lung carcinoma. Eur Respir J 2015; **45**: 756-764

10) Mehta AS, Ahmed O, Jilani D, et al. Bronchial artery embolization for malignant hemoptysis: a single institutional experience. J Thorac Dis 2015; **7**: 1406-1413

11) Seki A, Shimono C. Transarterial chemoembolization for management of hemoptysis: initial experience in advanced primary lung cancer patients. Jpn J Radiol 2017; **35**: 495-504

12) Han K, Yoon KW, Kim JH, et al. Bronchial Artery Embolization for Hemoptysis in Primary Lung Cancer: A Retrospective Review of 84 Patients. J Vasc Interv Radiol 2019; **30**: 428-434

13) Woo S, Yoon CJ, Chung JW, et al. Bronchial artery embolization to control hemoptysis: comparison of N-butyl-2-cyanoacrylate and polyvinyl alcohol particles. Radiology 2013; **269**: 594-602

14) Ishikawa H, Hara M, Ryuge M, et al. Efficacy and safety of super selective bronchial artery coil embolisation for haemoptysis: A single-centre retrospective observational study. BMJ Open 2017; **7**: e014805

E. 肺 *Mycobacterium avium* complex 症による喀血に対する気管支動脈塞栓術 (BAE)

■ key point

- 肺 *Mycobacterium avium* complex 症（MAC 症）による喀血に対する気管支動脈塞栓術（BAE）の実施後 12 ヵ月における喀血制御率は良好である.
- 長期の経過観察において再喀血が増え喀血制御率は低下傾向を認めるものの，経過観察 3 年で約 6 割の喀血制御が期待できる.

■ 解説

　MAC 症を主体とする肺非結核性抗酸菌症（NTM 症）に伴う喀血の頻度は高い. 空洞のない結節・気管支拡張型の MAC 症を主体とする NTM 症に関する韓国の 2 つの大規模な観察研究 [1,2] において，診断時の 24〜33% に喀血を経験していると報告している. また，重症喀血における早期 BAE の有用性を報告した日本の DPC データベース研究において，基礎疾患の内訳は，特発性喀血 23%，気管支拡張症 18%，COPD 12% に次いで肺 NTM 症 10% と第 4 位の頻度であった [3]. NTM 症集団における喀血の頻度や BAE を行った喀血患者群における疾患の内訳をみても，MAC 症を主体とする NTM 症は重要な位置を占めており，当該疾患に伴う喀血への対応は臨床的に重要である.

　MAC 症を主とする NTM 症に伴う喀血に対して BAE を実施した複数例の患者に対するアウトカムの記載がある 3 つの研究について表 1 に記す [4〜6]. 対象患者数は 33〜115 名で，総症例数は 191 例となる. 塞栓血管数は再喀血例 平均 4.0 本，非再喀血例 平均 2.7 本 [4] や 4 本 [5]（文献 5

表 1　MAC 症を主とする NTM 症に伴う喀血に対して BAE を施行した研究

Year	Authors	Country	Pts	Target vessel number	Embolic agent	Technical success %	Clinical success %	CS interval	Long-term outcome (hemoptysis control rate)	Major complications %
2016	Okuda ら [4]	Japan	43	Rebleeding: 4.0 ± 2.9 Non-rebleeding: 2.7 ± 1.6	Detachable coil	N.D.	N.D.	N.D.	79.1% 12 mo., 73.8% 2 years, 63.3% 3 years	0
2017	Ishikawa ら [5]	Japan	115	4 (2-7)	Detachable or pushable coil	93.4	N.D.	N.D.	90.4% 12 mo., 85.9% 2 years, 67.7% 3 years	1.6% (in all 489 BAE patients)
2019	Lee ら [6]	Korea	33	N.D.	N.D.	100	N.D.	N.D.	87.9% 12 mo., 75.8% > 12 mo.	0

Year：published year, Pts：patients, CS interval：clinical success interval, BAE：bronchial artery embolization, N.D.：no data, mo.：months

の研究は，気管支拡張症や肺アスペルギルス症などの良性疾患も含む場合の本数）となっており，気管支動脈に加え，それ以外の体循環系動脈の関与も含めて治療対象血管は多い．塞栓物質については，韓国の報告[6]では記載がなく，日本からの報告[4,5]はいずれも金属コイルを使用している．手技成功率は，93.4〜100％と極めて高い．止血率についての記載はなく，主要評価項目を喀血制御率で示している．喀血制御率は BAE 後 12 ヵ月で 79.1〜90.4％，2 年で 73.8〜85.9％，3 年で 63.3〜67.7％と経年的に再喀血が増え喀血制御率は低下傾向を示したが，BAE 後 3 年で 6 割以上の症例で喀血は制御されていた[4-6]．塞栓術に伴う major な合併症は，NTM 症 115 例を含む 489 例の Ishikawa らの報告[5]では 8 例（1.6％），ほかの 2 文献では 0％であり，BAE 症例数の多い High Volume Center からの報告では major な合併症は少なく，概ね安全な治療法といえる．

■ 症例：肺 MAC 症に伴う中等症喀血に対する BAE 症例（自験例）

a）患者の基礎情報

　44 歳時に肺 MAC 症と診断．少量喀血契機に 2 年前よりリファンピシン，エタンブトールおよびクラリスロマイシンによる化学療法が開始となった．56 歳の際に中等量の喀血で当院へ紹介．

b）画像

　図 1〜3 に示す．

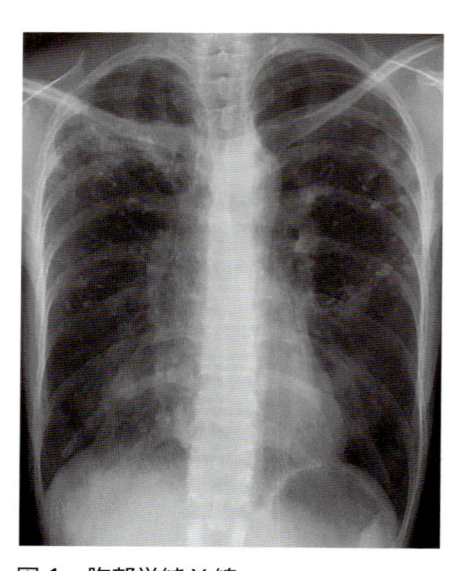

図 1　胸部単純 X 線
　右上肺野に浸潤影，両側上肺野に多発する結節影ならびに粒状影を認める．

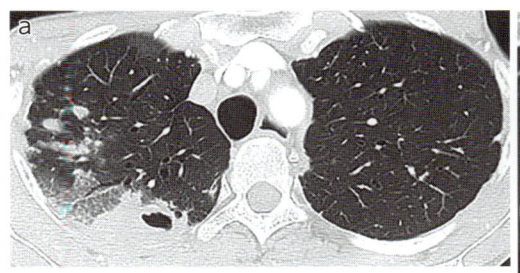
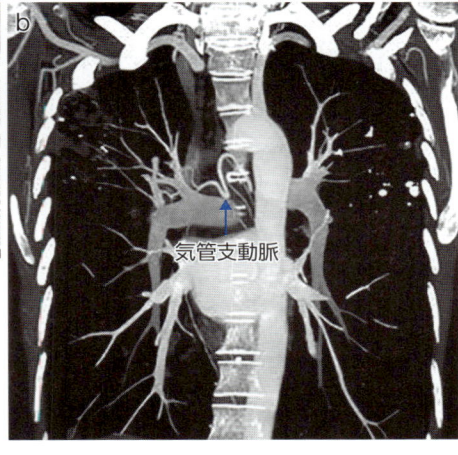

図 2　CT angiography（CTA）

　a：CTA 肺野条件．右肺尖部に周囲にすりガラス陰影を伴う空洞影・多発結節影を認め，本病変が出血部位と推測される．

　b：CTA 縦隔条件 前額断．拡張し右肺門部まで屈曲・蛇行しながら走行する右肋間気管支動脈幹（矢印）を確認．

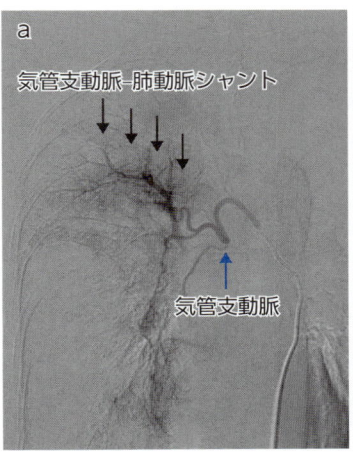
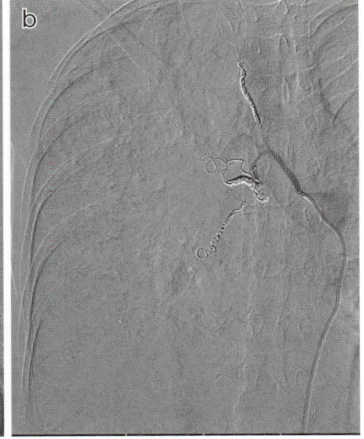

図 3　右肋間気管支動脈幹．選択的造影

　a：塞栓前．右肋間気管支動脈幹の選択的造影では，右上肺野と右下肺野心陰影に沿って血管増生・濃染像とともに，右上肺野においては黒矢印で示す気管支動脈–肺動脈シャント（B-P シャント）が確認できる．

　b：塞栓後．右気管支動脈は末梢で 3 分岐しており末梢側で各々を金属コイルで塞栓するとともに，共通幹をなす右肋間動脈も超選択的造影にて喀血の責任血管としての所見が認められたため，同様に金属コイルで塞栓した．塞栓後の右肋間気管支動脈幹の選択的造影では完全塞栓が得られ，喀血は停止し退院となった．以後再喀血は認めていない．

文献

1）Moon SM, Jhun BW, Baek SY, et al. Long-term natural history of non-cavitary nodular bronchiectatic non-tuberculous mycobacterial pulmonary disease. Respir Med 2019; **151**: 1-7
2）Kwon BS, Lee JH, Koh Y, et al. The natural history of non-cavitary nodular bronchiectatic Mycobacterium avium complex lung disease. Respir Med 2019; **150**: 45-50

3) Ando T, Kawashima M, Jo T, et al. Early Arterial Embolization and Mortality in Mechanically Ventilated Patients With Hemoptysis: A Nationwide Retrospective Cohort Study. Crit Care Med 2020; **48**: 1480-1486
4) Okuda K, Masuda K, Kawashima M, et al. Bronchial artery embolization to control hemoptysis in patients with Mycobacterium avium complex. Respir Invest 2016; **54**: 50-58
5) Ishikawa H, Hara M, Ryuge M, et al. Efficacy and safety of super selective bronchial artery coil embolization for haemoptysis: A single-centre retrospective observational study. BMJ Open 2017; **7**: e014805
6) Lee SH, Lee JH, Chang JH, et al. Hemoptysis requiring bronchial artery embolization in patients with non-tuberculous mycobacterial lung disease. BMC Pulm Med 2019; **19**: 117

5. 今後の検討課題

　本指針をまとめるなかで項目として設けなかったが，将来的に検討課題となる項目について以下に記す．

　　○気管支鏡検査中の喀血について
　　○結核治療中の喀血は，予後規定因子となるか
　　○結核後肺疾患では喀血は，予後規定因子となるか
　　○大量喀血患者のとるべき体位について
　　○大量喀血時の挿管適応について
　　○大量喀血の出血量下限閾値について
　　○少量喀血の出血量上限閾値について

索 引

喀血診療指針—実践版

2025 年　4 月 25 日　発行	編集者　日本呼吸器内視鏡学会
	発行者　八立健太
	発行所　株式会社　南 江 堂

〒113-8410　東京都文京区本郷三丁目 42 番 6 号
☎(出版)03-3811-7198　(営業)03-3811-7239
ホームページ https://www.nankodo.co.jp/

印刷・製本 日経印刷

装丁 葛巻知世(Amazing Cloud Inc.)

Guidelines for the Treatment of Hemoptysis: Practice version
© The Japan Society for Respiratory Endoscopy, 2025